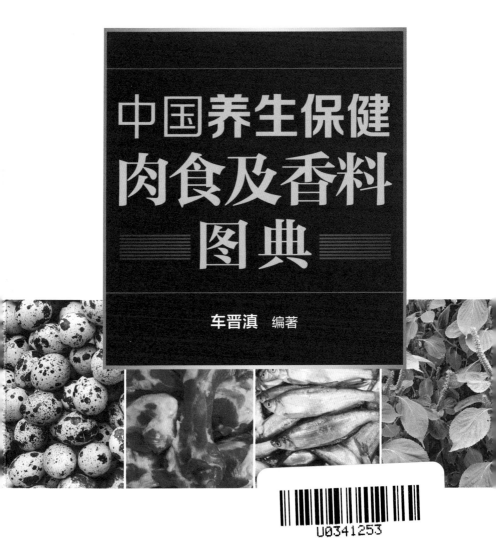

中国养生保健肉食及香料图典

车晋滇 编著

化学工业出版社

·北京·

本书介绍了动物性食材及调料调味品204种，配有288幅彩色图片，对食材的营养成分、保健功效等进行了简要介绍。该书共分三章。第一章介绍了18种陆地动物的食材70种，其中畜肉类食材45种；禽肉类食材18种；禽蛋类食材7种。第二章介绍了水生动物80种，其中淡水鱼类24种；淡水其他类9种；海水鱼类21种；海水其他类26种。第三章介绍了常用调料及调味品54种，其中调料33种；调味品21种。该书图文并茂，实用性强，可供烹饪爱好者、关注膳食健康者参考使用。

图书在版编目（CIP）数据

中国养生保健肉食及香料图典 / 车晋滇编著. —北京：化学工业出版社，2018.4

ISBN 978-7-122-31592-2

Ⅰ．①中… Ⅱ.①车… Ⅲ.①肉类-食品营养-图解 ②调味品-食品营养-图解 Ⅳ.①R151.3-64

中国版本图书馆CIP数据核字（2018）第038042号

责任编辑：李　丽　　　　　　　　　　　　装帧设计：史利平
责任校对：边　涛

出版发行：化学工业出版社（北京市东城区青年湖南街 13 号　邮政编码 100011）
印　　装：北京瑞禾彩色印刷有限公司
850mm×1168mm　1/32　印张 7½　字数 271 千字　2018 年 6 月北京第 1 版第 1 次印刷

购书咨询：010-64518888（传真：010-64519686）　售后服务：010-64518899
网　　址：http://www.cip.com.cn
凡购买本书，如有缺损质量问题，本社销售中心负责调换。

定　　价：49.00 元　　　　　　　　　　　　版权所有　违者必究

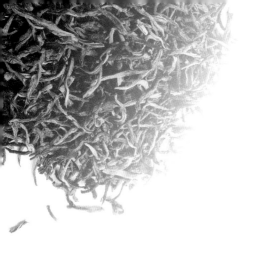

前　言

　　食物中蕴藏着人体所需的各种营养物质。食物摄取的合理与否，关系到我们每个人的身体健康和生活质量。

　　许多疾病的发生、发展和人们不合理的饮食结构及运动量相对减少有着密切的关系。如果长期摄取的食物种类单调，会造成营养不良，影响身体健康；长期过量摄取大鱼大肉等高热量的食物，会造成营养过剩，导致肥胖症、高血压、高脂血症、糖尿病、心脑血管疾病等的发病率不断上升。俗话说"粗茶淡饭保平安"，在日常饮食中以粮食为主，搭配适量的蔬菜、水果和肉蛋类等食物，不断地相对调整、更换食物群，构成科学合理的膳食结构。通过摄取不同的食物调节营养平衡，预防由于营养过剩或营养不良而造成的影响身体健康的疾病。

我们日常生活中的膳食如何搭配，2016年5月由中国营养学会编著、人民卫生出版社出版的《中国居民膳食指南（2016科普版）》一书中，提出了"中国居民平衡膳食宝塔"结构，为健康成年人提出了平衡膳食的模式，对我国居民的日常平衡膳食具有指导意义。"中国居民平衡膳食宝塔"结构共分五层。

第一层：水1500～1700毫升；谷薯类250～400克。

第二层：蔬菜类300～500克；水果类200～350克。

第三层：畜禽肉40～75克；水产品40～75克；蛋类40～50克。

第四层：奶及奶制品300克；大豆及坚果类25～30克。

第五层：盐6克；油25～30克。

　　平衡膳食是人类健康的基础。仅靠控制膳食还不能达到促进健康的根本目的，还必须要加强运动来锻炼身体，提高身体素质，减少疾病的发生，达到健康长寿的目的。锻炼身体的形式是多种多样的。锻炼身体的原则是适量运动，运动量太小达不到锻炼的目的，运动量太大超过了身体的耐受限度反而会损伤身体。锻炼身体不是一朝一夕的事，要循序渐进，贵在长期坚持不懈。每天都有一些能量消耗，有助于保持身体能量平衡。健康的膳食加上长期坚持锻炼，保持适当的体重，才能达到强身健体、延年益寿的目的，使你有充沛的精力面对工作与生活。

　　本书共分三章。第一章介绍了18种陆地动物的食材70种，其中畜肉类食材45种；禽肉类食材18种；禽蛋类食材7种。第二章介绍了水生动物80种，其中淡水鱼类24种；淡水其他类9种；海水鱼类21种；海水其他类26种。第三章介绍了常用调料及调味品54种，其中调料33种；调味品21种。全书配有彩色图片288幅，并对食材的营养成分、保健功效等进行了简要介绍。该书的特点是图文并茂，具直观性、实用性，通俗易懂。书中的营养保健作用不能替代医学治疗，仅供你在日常生活养生保健时参考。

编写本书的目的是，向广大读者介绍日常生活中动物性食物的养生保健知识，增强自我保健意识，倡导科学膳食、合理运动、保持适度体重，促进身体健康长寿。

本书在编写过程中得到贾峰勇、王俊伟等同志的热心帮助，在此深表感谢！由于笔者水平有限，书中不妥之处在所难免，恳请专家学者和广大读者批评指正。

编著者

2018年3月

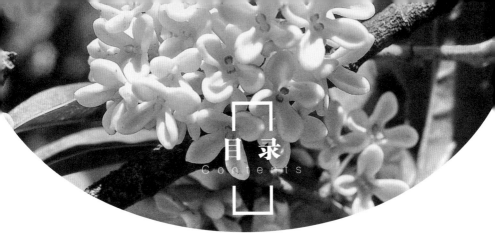

目 录
Contents

目 录

Contents

第二章
水生动物

第一节　淡水鱼类

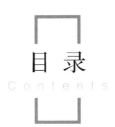

目 录
Contents

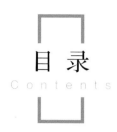

目 录

Contents

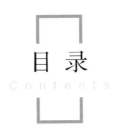

目 录
Contents

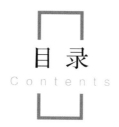

目 录
Contents

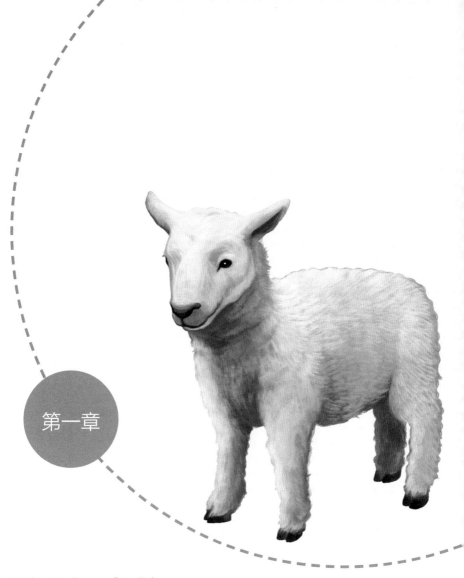

第一章

陆地动物

[第一节　畜肉类]

猪科

猪肉

| 简介 |

　　猪肉又称豚肉、豕肉等，为猪科动物猪的肉体。我国各地均有养殖，品种较多，也有家猪和野猪的杂交种。猪肉是人类食用量最大的肉类食物。猪肉中的结缔组织较少，纤维细软，肌肉组织中含有肌间脂肪，经烹饪后味道鲜美。猪肉主要用于炒食、炖食、煮食、红烧、做馅料，以及制作香肠、火腿、腊肉、罐头、猪肉松、猪肉脯等。肥膘肉还可炼油，猪油是制作糕点的重要原料之一。著名菜肴有烤乳猪等。

| 营养成分 |

每100克猪瘦肉含量				
蛋白质 20.3 克	脂肪 6.2 克	碳水化合物 1.5 克	维生素 A 44 微克	维生素 B_1 0.54 毫克
维生素 B2 0.1 毫克	维生素 B3 5.3 毫克	维生素 E 0.34 毫克	钾 305 毫克	钠 57.5 毫克
钙 6 毫克	镁 25 毫克	铁 3 毫克	锌 2.99 毫克	锰 0.03 毫克
铜 0.11 毫克	磷 189 毫克	硒 9.5 微克	胆固醇 81 毫克	热量 143 千卡 (1 卡 =4.184 焦耳)

每100克猪肥肉含量				
蛋白质 2.4 克	脂肪 88.6 克	碳水化合物 0.0 克	维生素 A 29 微克	维生素 B_1 0.08 毫克
维生素 B_2 0.05 毫克	维生素 B_3 0.9 毫克	维生素 E 0.24 毫克	钾 23 毫克	钠 19.5 毫克
钙 3 毫克	镁 2 毫克	铁 1 毫克	锌 0.69 毫克	锰 0.03 毫克
铜 0.05 毫克	磷 18 毫克	硒 9.5 微克	胆固醇 109 毫克	热量 807 千卡

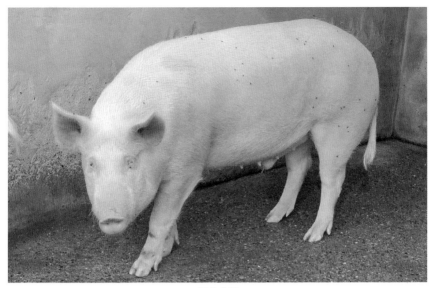

饲养家猪

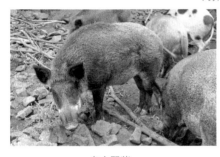

杂交野猪

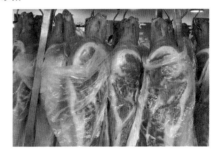

猪肉

| 保健功效 |

　　猪肉富含人体所需的优质蛋白质和脂肪酸。猪肉可为人体提供血红素铁和促进铁吸收的半胱氨酸，可预防和改善缺铁性贫血。猪肉维生素B_1的含量高于其他畜禽肉类，可帮助人体新陈代谢，预防末梢性神经炎。猪瘦肉蛋白质含量高，脂肪含量低，可补充豆类蛋白质中必需氨基酸的不足，更加适合食用。猪肥肉脂肪含量高，患有肥胖症、高脂血症、心脑血管疾病、胆囊炎、胆结石者不宜食用。

　　猪肉味甘、咸，性凉。具有补肾滋阴、养血润燥等功效。用于热病伤津、体虚羸瘦、产后血虚、神经炎、燥咳、便秘等症。

猪皮

| 简介 |

　　猪皮又称猪肤，为猪科动物猪的皮肤。首先要清除猪皮上的猪毛，剔净猪皮内层的脂肪，放入开水中加料酒、花椒、大葱等调料煮一下去除腥味后捞出，用清水冲洗干净后方可制作菜肴。猪皮主要用于熬制猪皮冻，猪皮冻可做凉拌菜或做灌汤包的馅料。猪皮清理干净，晒干后可用油炸食，色泽金黄，口感酥脆。过去猪皮还是熬制木工用的猪皮胶的原料。

| 营养成分 |

每100克含量					
蛋白质 11.8克	脂肪 44.6克	碳水化合物 12.7克	维生素 B_1 0.1毫克	维生素 B_2 0.05毫克	维生素 E 0.15毫克
钾 62毫克	钠 72.4毫克	钙 13毫克	镁 56毫克	铁 1.7毫克	锌 1.18毫克
铜 0.08毫克	锰 1.25毫克		磷 37毫克	胆固醇 304毫克	热量 499千卡

| 保健功效 |

　　猪皮的蛋白质主要由角蛋白、白蛋白、球蛋白、弹性蛋白和胶原蛋白等组成。猪皮含有丰富的胶原蛋白，在炖煮过程中所含的胶原蛋白可转化成明胶。明胶可增强细胞生理代谢，改善机体生理功能和皮肤组织细胞的储水功能，增强皮肤的弹性和韧性，防止皮肤过早起皱褶和衰老，起到美容养颜作用。产妇食用猪皮可起到催乳作用。患有风热痰湿者不宜食用。

　　猪皮味甘，性凉。具有和血脉、润肌肤、美容养颜等功效。用于吐血、衄血、贫血、血小板减少性紫癜、咽痛、产后缺乳、皮肤粗糙等症。

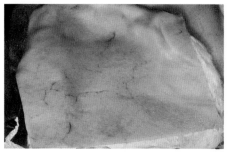
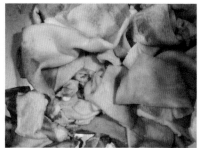

猪耳

|简介|

猪耳又称猪耳朵，为猪科动物猪的耳朵。市场买回猪耳朵后，首先要剔除猪耳朵表面的猪毛，清除耳窝内的污垢，用清水冲洗干净后方可制作菜肴。猪耳是人们日常生活中经常食用的食品，人们常将烹制熟后的猪耳朵切成细丝拌凉菜食用。主要用于卤制或炖食等。常见菜肴有卤猪耳、猪耳拌黄瓜丝、猪耳拌葱丝等。

|营养成分|

每100克含量					
蛋白质 19.1克	脂肪 11.1克	维生素 B_1 0.05毫克	维生素 B_2 0.12毫克	维生素 B_3 3.5毫克	维生素 E 0.85毫克
钾 58毫克	钠 68.5毫克	钙 6毫克	镁 3毫克	铁 1.3毫克	锌 0.35毫克
锰 0.01毫克	磷 28毫克	硒 4.02微克	胆固醇 92毫克	热量 176千卡	

|保健功效|

猪耳为蛋白质和脂肪含量适中、胆固醇含量不高的肉食品，一般人均适合食用。猪耳富含胶原蛋白等营养物质，有护肤美容作用。猪耳朵富含脆骨，对人体软骨组织有补益作用，食之有特殊的脆感，可增进食欲，适合儿童、老年人和需要补钙的人食用。

猪耳味甘、咸，性平。具有补虚损、通窍等功效。用于食欲不振、气虚耳聋、老年爆发性耳聋等症。

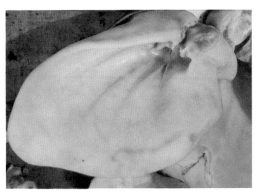
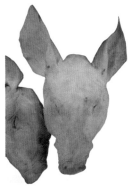

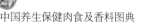
猪脑

| 简介 |

猪脑又称天花，为猪科动物猪的脑髓。猪脑用清水冲洗干净后，放入容器内加入盐、姜丝、葱、料酒，上锅蒸食或火锅中煮食。制作熟后的猪脑，肉质白嫩似豆腐，口感绵软。

| 营养成分 |

每100克含量					
蛋白质 10.8 克	脂肪 9.8 克	维生素 B$_1$ 0.11 毫克	维生素 B$_2$ 0.19 毫克	维生素 B$_3$ 2.8 毫克	维生素 E 0.96 毫克
钾 259 毫克	钠 130.7 毫克	钙 30 毫克	镁 10 毫克	铁 1.9 毫克	锌 0.99 毫克
锰 0.03 毫克	铜 0.32 毫克	磷 294 毫克	硒 12.65 微克	胆固醇 2571 毫克	热量 131 千卡

| 保健功效 |

猪脑含有丰富的磷，有利于促进骨骼和牙齿的生长发育。猪脑胆固醇含量极高，患有心脑血管疾病者不宜食用，健康人也应少食。肾虚阳痿、早泄及高脂血症患者不宜食用。《本草纲目》等医书记载：猪脑甘、寒，有毒。吃猪要去脑。猪脑损男子阳道，临房不能行事。酒后更不可食。

猪脑味甘，性寒。具有补脑、祛风滞眩等功效。用于神经衰弱、诸风头痛、血虚头痛、眩晕等症。

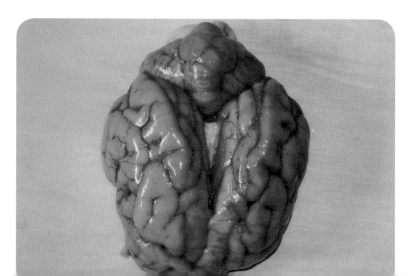

猪舌

| 简介 |

猪舌又称猪口条，为猪科动物猪口腔内的舌头。市场买回猪舌后用清水冲洗干净，放入开水中焯一下捞出，刮去舌苔膜后，用水冲洗干净后方可制作菜肴。猪舌头肉质嫩软，营养丰富，人们常将卤制后的猪舌头做拼盘或拌凉菜食用。主要用于卤制、酱制、清炖、红烧等。常见菜肴有卤猪舌、煮猪舌、焖猪舌等。

| 营养成分 |

每100克含量				
蛋白质 15.7克	脂肪 18.1克	碳水化合物 1.7克	维生素 A 15 微克	维生素 B_1 0.13 毫克
维生素 B_2 0.3 毫克	维生素 B_3 4.6 毫克	维生素 E 0.73 毫克	钾 216 毫克	钠 79.4 毫克
钙 13 毫克	镁 14 毫克	铁 2.8 毫克	锌 2.12 毫克	锰 0.04 毫克
铜 0.18 毫克	磷 163 毫克	硒 11.74 微克	胆固醇 158 毫克	热量 233 千卡

| 保健功效 |

猪舌为蛋白质和脂肪含量适中、营养丰富的肉食品，肉质细嫩，易于人体消化吸收，一般人均可食用。猪舌头胆固醇含量较高，不宜过多食用和经常食用。

猪舌味甘、咸，性平。具有滋阴润燥、补益气血、强身健体等功效。用于营养不良、贫血等症。

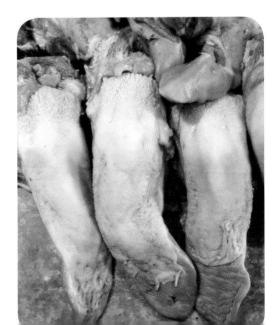

猪心

| 简介 |

　　猪心是猪科动物猪的心脏。猪心是血液循环的泵，腥味较重。猪心各心室及血管中往往会有瘀血凝聚积存，市场买回猪心后应将猪心切开用清水冲洗瘀血，放在清水中浸泡，反复换水除去腥味，用清水冲洗干净后方可制作菜肴。主要用于卤制、红烧、清炖、煮汤等。常见菜肴有卤猪心、爆炒猪心等。

| 营养成分 |

每100克含量					
蛋白质 16.6 克	脂肪 5.3 克	碳水化合物 1.1 克	维生素 A 13 微克	维生素 B₁ 0.19 毫克	维生素 B₂ 0.48 毫克
维生素 B₃ 6.8 毫克	维生素 C 4 毫克	维生素 E 0.74 毫克	钾 260 毫克	钠 71.2 毫克	钙 12 毫克
镁 17 毫克	铁 4.3 毫克	锌 1.9 毫克	锰 0.05 毫克	铜 0.37 毫克	磷 189 毫克
硒 14.94 微克		胆固醇 151 毫克		热量 119 千卡	

| 保健功效 |

　　猪心主要为红瘦肉，是蛋白质含量高、脂肪含量低的肉食品，一般人均可食用。猪心含有丰富的铁元素，可预防缺铁性贫血。猪心有加强心肌营养、增强心肌收缩等作用。

　　猪心味甘、咸，性平。具有补益气血、养心安神等功效。用于惊悸、多梦、失眠、自汗、贫血、慢性支气管炎等症。

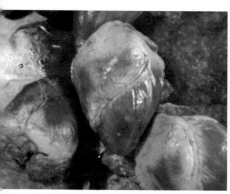
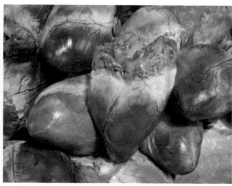

猪肝

| 简介 |

　　猪肝是猪科动物猪体内的肝脏。肝脏是动物体内储存养料和解毒的重要器官。市场买回的猪肝应用清水反复冲洗，并在水中浸泡30分钟以上，多换几次水清洗干净后方可制作菜肴。猪肝营养丰富，是人们最常食用的动物肝脏之一。主要用于炒食、卤制、煮汤等。

| 营养成分 |

每100克含量					
蛋白质 19.3 克	脂肪 3.5 克	碳水化合物 5.6 克	维生素 A 4.97 毫克	维生素 B_1 0.21 毫克	维生素 B_2 2.08 毫克
维生素 B_3 15 毫克	维生素 C 20 毫克	维生素 E 0.86 毫克	钾 235 毫克	钠 68.6 毫克	钙 6 毫克
镁 24 毫克	铁 22.6 毫克	锌 5.78 毫克	铜 0.65 毫克	锰 0.26 毫克	磷 310 毫克
硒 19.21 微克		胆固醇 288 毫克		热量 129 千卡	

| 保健功效 |

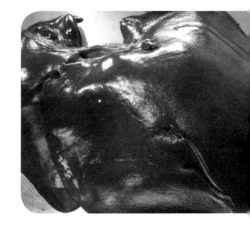

　　猪肝营养丰富，含铁量很高，食用猪肝可调节和改善贫血患者造血系统的生理功能，预防和辅助治疗缺铁性贫血。猪肝与菠菜搭配可有效地辅助治疗贫血症。猪肝含有极为丰富的维生素A，可保护眼睛，维持正常视力，防治眼睛干涩疲劳，预防夜盲症，并可维护皮肤健康。猪肝特别适合儿童、贫血和从事电脑工作者食用。猪肝富含维生素C和微量元素硒，能增强人体免疫力，抗氧化，防衰老。猪肝胆固醇含量较高，患有高血压病、冠心病者不宜过多食用。猪肝不宜与维生素C、抗凝血药物等同食。也忌与鹌鹑、鲤鱼、鲫鱼同食。

　　猪肝味甘、微苦，性温。具有补肝、养血、明目等功效。用于贫血、血虚皮肤萎黄、夜盲症、目赤、视力减退、浮肿、脚气等症。

猪肺

| 简介 |

猪肺是猪科动物猪的呼吸器官。猪肺肉质绵软，支气管及肺泡多。市场买回的猪肺应用清水反复灌洗，反复挤压，除去肺内的脏污和血丝，并在水中浸泡，多次换水后方可加工制作菜肴。猪肺口感绵软，为大众化的食物。主要用于卤制、炖汤等。猪肺是北京小吃卤煮火烧的重要原料之一。著名菜肴有山东的奶汤银肺、四川的菠饺银肺等。

| 营养成分 |

每100克含量				
蛋白质 12.2 克	脂肪 3.9 克	碳水化合物 0.1 克	维生素 A 10 微克	维生素 B_1 0.04 毫克
维生素 B_2 0.18 毫克	维生素 B_3 1.8 毫克	维生素 E 0.45 毫克	钾 210 毫克	钠 81.4 毫克
钙 6 毫克	镁 10 毫克	铁 5.3 毫克	锌 1.21 毫克	锰 0.04 毫克
铜 0.08 毫克	磷 165 毫克	硒 10.77 微克	胆固醇 290 毫克	热量 84 千卡

| 保健功效 |

猪肺富含铁元素，有利于防治缺铁性贫血。民间常用猪肺炖白萝卜，用于肺虚咳嗽。猪肺薏米汤，用于肺痿、肺脓疡、咳嗽痰浓腥臭、喉痹痈肿、肠痛下血等。猪肺胆固醇含量较高，不宜过多食用。猪肺不宜与白菜花、饴糖同食。

猪肺味甘，性平。具有补肺止咳、止血等功效。用于肺虚咳嗽、咯血、慢性气管炎、肺气肿、肺结核咳嗽、消渴等症。

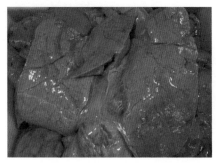 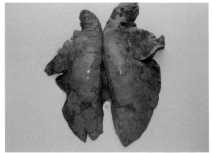

猪肚

| 简介 |

猪肚是猪科动物猪的胃。猪肚为消化器官，含黏液和杂质较多。猪肚买回后应在清水中反复冲洗干净污秽和黏液，然后放入开水中焯至猪肚发白后捞出，将猪肚切开剔除内外表层的油污，用少量食盐和醋反复揉搓猪肚除去腥臊味，最后用清水冲洗至无滑腻感时方可加工制作菜肴。猪肚主要用于卤制、清炖等。常见菜肴有凉拌肚丝、溜肚片、扒白肚、干烧肚块等。

| 营养成分 |

每100克含量				
蛋白质 15.2克	脂肪 5.1克	碳水化合物 0.7克	维生素A 3微克	维生素B_1 0.07毫克
维生素B_2 0.16毫克	维生素B_3 3.7毫克	维生素E 0.32毫克	钾 171毫克	钠 75.1毫克
钙 11毫克	镁 12毫克	铁 2.4毫克	锌 1.92毫克	锰 0.12毫克
铜 0.1毫克	磷 124毫克	硒 12.76微克	胆固醇 165毫克	热量 110千卡

| 保健功效 |

猪肚为高蛋白、低脂肪的肉类食物，一般人均可食用，也适合消渴症者食用。猪肚胆固醇含量较高，不宜过多食用或经常食用。

猪肚味甘，性温。具有补虚损、健脾胃等功效。用于虚劳羸瘦、泄泻、下痢、小儿疳积、小便频数、消渴等症。

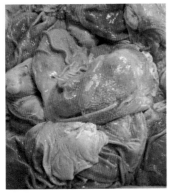
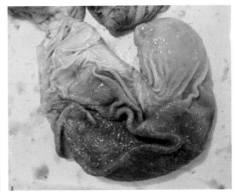

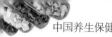

猪肾

| 简介 |

猪肾又称猪腰子，是猪科动物猪的肾脏。猪肾为排尿器官，腥臊味重。猪肾买回后将其切开两半，用刀片去白色肾腺部分，在水中浸泡，多换几次水去除腥臊味后方可制作菜肴。一般用于炒食、软炸等。常见菜肴有炒腰花、熘腰花、软炸腰花、盐爆腰花等。

| 营养成分 |

每100克含量					
蛋白质 15.4 克	脂肪 3.2 克	碳水化合物 1.4 克	维生素 A 41 微克	维生素 B$_1$ 0.31 毫克	维生素 B$_2$ 1.14 毫克
维生素 B$_3$ 8 毫克	维生素 C 13 毫克	维生素 E 0.34 毫克	钾 217 毫克	钠 134.2 毫克	钙 12 毫克
镁 22 毫克	铁 6.1 毫克	锌 2.56 毫克	锰 0.16 毫克	铜 0.58 毫克	磷 215 毫克
硒 111.77 微克		胆固醇 354 毫克		热量 96 千卡	

| 保健功效 |

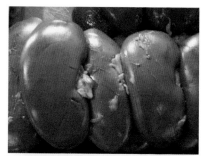

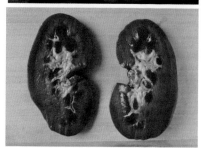

猪肾为红肉，是高蛋白、低脂肪、低热量的肉类食物，一般人群均适合食用。猪肾炖黑豆，适合于肾虚腰痛、久坐腰肌无力者食用。猪肾山药薏米粳米粥，适合肾虚、腰膝酸软、体态消瘦、眩晕耳鸣、潮热盗汗者食用。猪肾芡实党参黄芪汤，适合肺脾气虚、胃下垂、脱肛、遗精、慢性肾炎者食用。猪肾胆固醇含量高，患有高血压、高脂血症等心脑血管疾病者不宜食用或忌食。

猪肾味甘、咸，性平。具有补肾益精等功效。用于肾虚腰痛、遗精、水肿、盗汗等症。

猪肠

| 简介 |

猪肠是猪科动物猪体内的肠子。猪肠子分大肠和小肠，是猪的营养吸收和排泄系统。市场买回猪肠后要进行里外清洗，去除肠内的污物后放入盆内，加入花椒、大葱和醋反复揉搓除去黏液和腥臭味，用清水冲洗干净后方可制作菜肴。猪肠主要用于卤制、清炖等。猪肠为北京小吃卤煮火烧的主要原料之一，也是制作香肠外衣的原料。常见著名菜肴有九转肥肠、焦熘肥肠、砂锅炖吊子等。

| 营养成分 |

每 100 克猪大肠含量				
蛋白质 6.9 克	脂肪 18.7 克	维生素 A 7 微克	维生素 B_1 0.06 毫克	维生素 B_2 0.11 毫克
维生素 B_3 1.9 毫克	维生素 E 0.5 毫克	钾 44 毫克	钠 116.3 毫克	钙 10 毫克
镁 8 毫克	铁 1 毫克	锌 0.98 毫克	锰 0.07 毫克	铜 0.06 毫克
磷 56 毫克	硒 16.95 微克		胆固醇 137 毫克	热量 196 千卡

每 100 克猪小肠含量				
蛋白质 10 克	脂肪 2 克	碳水化合物 1.7 克	维生素 A 6 微克	维生素 B_1 0.12 毫克
维生素 B_2 0.11 毫克	维生素 B_3 3.1 毫克	维生素 E 0.13 毫克	钾 142 毫克	钠 204.8 毫克
钙 7 毫克	镁 16 毫克	铁 2 毫克	锌 2.77 毫克	锰 0.13 毫克
铜 0.12 毫克	磷 95 毫克	硒 7.22 微克	胆固醇 183 毫克	热量 65 千卡

| 保健功效 |

猪大肠蛋白质含量低于小肠，脂肪含量高于小肠，热量高于小肠，不适合高血压、高脂血症和肥胖者食用。而猪小肠蛋白质含量高，脂肪含量很低，热

量也较低，从保健角度看小肠更适合一般人群食用。民间常用党参、黄芪炖猪大肠，用于气虚脱肛。核桃仁、熟地、红枣炖猪肠，用于肠燥便秘、习惯性便秘。槐米酿猪大肠，用于大肠燥热、便血、痔疮出血、便秘。猪大肠和猪小肠胆固醇含量均较高，不宜过多食用或经常食用。脾虚滑泻者忌食。

　　猪肠味甘，性微寒。具有润肠、治燥等功效。用于便血、脱肛、痔疮、便秘等症。

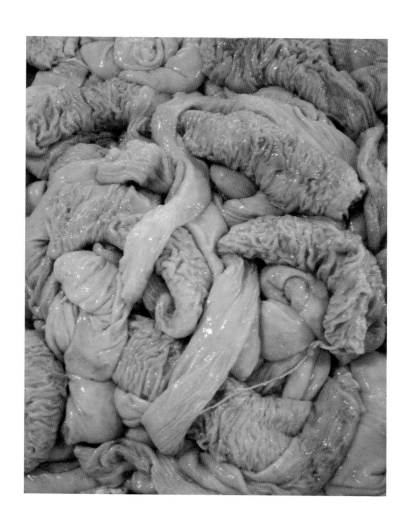

猪肘

| 简介 |

猪肘又称猪肘棒、蹄膀等，是猪科动物猪腿的上半部，分为前猪肘和后猪肘。买回猪肘后要清除猪肘子表皮上的猪毛，刮洗干净后方可制作菜肴。猪肘是人们日常生活中经常食用的肉类食品，常作为宴席中的大菜供宾客食用。主要用于卤制、酱制、红烧等。常见著名菜肴有东坡肘子、酱猪肘、冰糖肘子等。

| 营养成分 |

每100克前猪肘含量				
蛋白质 17.3 克	脂肪 22.9 克	碳水化合物 2.9 克	维生素 A 16 微克	维生素 B$_1$ 0.28 毫克
维生素 B$_2$ 0.13 毫克	维生素 B$_3$ 3.4 毫克	维生素 E 0.58 毫克	钾 137 毫克	钠 122.3 毫克
钙 5 毫克	镁 16 毫克	铁 3.5 毫克	锌 2.07 毫克	铜 0.22 毫克
磷 181 毫克	硒 32.48 微克		胆固醇 79 毫克	热量 287 千卡

每100克后猪肘含量				
蛋白质 17 克	脂肪 28 克	维生素 A 8 微克	维生素 B$_1$ 0.37 毫克	维生素 B$_2$ 0.18 毫克
维生素 B$_3$ 2.6 毫克	维生素 E 0.48 毫克	钾 188 毫克	钠 76.8 毫克	钙 6 毫克
镁 12 毫克	铁 1 毫克	锌 1.77 毫克	锰 0.01 毫克	铜 0.19 毫克
磷 142 毫克	硒 6.87 微克		胆固醇 79 毫克	热量 320 千卡

| 保健功效 |

猪肘融皮、肉、骨为一体，其营养价值高于猪肉。猪肘蛋白质和脂肪含量适中，胆固醇含量较低，适合一般人群食用。所含的胶原蛋白、骨胶等营养成分，可增强细胞生理代谢和皮肤组织细胞的储水功能，增强皮肤的弹性和韧

性，延缓皮肤过早起皱褶和衰老，有美容养颜作用。所含的多种矿物质，可促进骨骼生长发育。患湿热疾滞、高脂血症、肥胖者不宜过多食用。

猪肘子味甘、咸，性平。具有和血脉、润肌肤、填肾精、壮腰腿等功效。用于气血两亏、倦怠神疲、面色无华、盗汗等症。

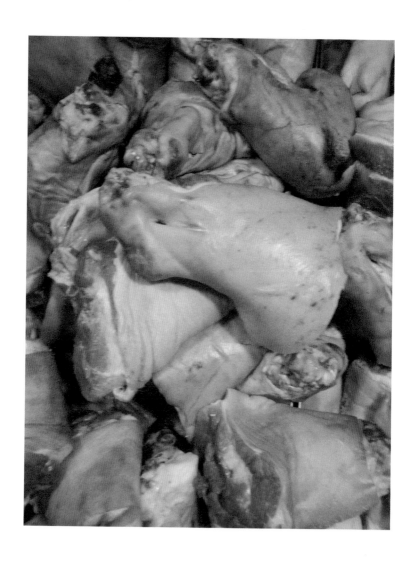

猪蹄

| 简介 |

猪蹄又称猪手、猪爪、猪脚、猪足等，是猪科动物猪的脚。市场买回猪蹄后，应清除猪蹄表面的猪毛，用清水冲洗干净后方可制作菜肴。猪蹄营养丰富，制作方法简单，是人们日常生活中最喜欢食用的肉食品之一。主要用于卤制、红烧、炖食等。常见菜肴有酱猪蹄、卤猪蹄、猪蹄扒海参等。

| 营养成分 |

每 100 克含量				
蛋白质 22.6 克	脂肪 18.8 克	维生素 A 3 微克	维生素 B_1 0.05 毫克	维生素 B_2 0.1 毫克
维生素 B_3 1.5 毫克	维生素 E 0.01 毫克	钾 54 毫克	钠 101 毫克	钙 33 毫克
镁 5 毫克	铁 1.1 毫克	锌 1.14 毫克	锰 0.01 毫克	铜 0.09 毫克
磷 33 毫克	硒 5.85 微克	胆固醇 192 毫克		热量 260 千卡

| 保健功效 |

猪蹄含有极为丰富的胶原蛋白，猪蹄在炖煮过程中胶原蛋白可转化成明胶，明胶能结合许多水分，可增强细胞生理代谢，改善机体生理功能和皮肤组织细胞的储水功能，增强皮肤的弹性和韧性，延缓皮肤过早起皱褶和衰老。因此，猪蹄常被人们称为"美容食品"。猪蹄非常适合老年人、儿童、女性、病后体虚及失血过多者食用，对四肢乏力、麻木抽筋、缺血性脑病等有辅助食疗作用。猪蹄中骨细胞内含有大量钙、磷等矿物质，可增强人体骨骼发育，预防软骨病。胃肠消化功能弱者不宜多食。患有动脉硬化、高血压、肝胆疾病者不宜食用。

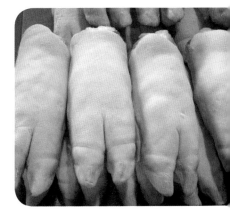

猪蹄味甘、咸，性平。具有补血、通乳等功效。用于身体虚弱、营养不良、四肢无力、骨质疏松、产后缺乳、消化道出血、失血性休克、痈疮、腰膝酸软等症。

猪血

| 简介 |

　　猪血又称猪红，是猪科动物猪体内的血液。杀猪时获取猪血。猪血常被制作成血豆腐出售，是理想的天然补血佳品。猪血可制作血香肠。血豆腐主要用于炒食、作火锅的配料等。常见菜肴有血豆腐炒青椒、毛血旺火锅等。

| 营养成分 |

每 100 克含量				
蛋白质 12.2 克	脂肪 0.3 克	碳水化合物 0.9 克	维生素 B_1 0.03 毫克	维生素 B_2 0.04 毫克
维生素 B_3 0.3 毫克	维生素 E 0.2 毫克	钾 56 毫克	钠 56 毫克	钙 4 毫克
镁 5 毫克	铁 8.7 毫克	锌 0.28 毫克	锰 0.03 毫克	铜 0.1 毫克
磷 16 毫克		硒 7.94 微克	胆固醇 51 毫克	热量 55 千卡

| 保健功效 |

　　猪血可为人体提供优质蛋白质和多种微量元素，对营养不良、肾病等有调养作用。猪血富含铁元素，并以血红素铁的形式存在，容易被人体消化吸收，处于生长发育阶段的儿童、孕妇或哺乳期的妇女多吃一些用动物血制作的菜肴，可防治缺铁性贫血。猪血中还含有微量元素钴，也可预防和辅助治疗贫血病。所含的维生素K（凝血维生素），有凝血、止血作用。猪血中的血浆蛋白被胃酸分解后产生一种解毒清肠分解物，可清除肠道中的沉渣浊垢、尘埃及金属微粒等有害物质，避免有害物质积累，特别适合从事采掘、环卫、纺织等行业的人食用。患有高血压、冠心病者应少食。

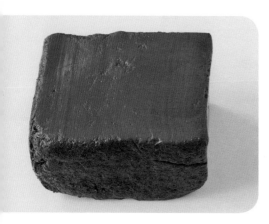

　　猪血味咸，性平。具有凉血止血、养心补血、清肠解毒、熄风镇惊等功效。用于头风眩晕、癫痫惊风、腹胀、气逆嘈杂、淋漏下血、宫颈糜烂等症。

猪骨

| 简介 |

猪骨是猪科动物猪体内骨骼的总称。日常生活中经常食用的是猪的排骨和腿骨等。猪排骨主要用于红烧、清炖、清蒸等。猪骨头主要是用来煮汤。

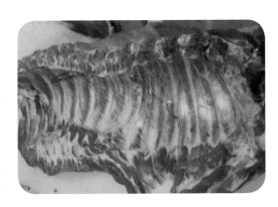

| 营养成分 |

猪骨主要含蛋白质、脂肪、维生素、矿物质，尚含有大量磷酸钙、骨胶、黏蛋白等成分。

| 保健功效 |

猪骨中含有大量钙、磷等矿物质，经常喝骨头汤可促进骨骼发育，预防软骨病。产妇喝骨头汤可催乳。猪骨味甘、咸，性平。具有补髓、益脾、壮筋骨、养阴血等功效。用于气血亏虚、腰膝酸软、皮肤干燥等症。

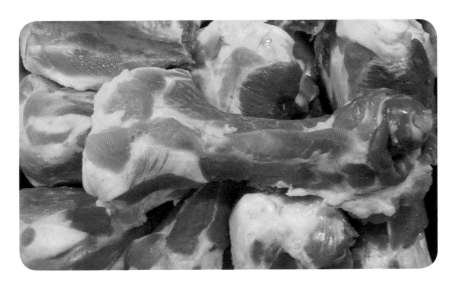

猪骨髓

| 简介 |

猪骨髓是猪科动物猪的骨髓和脊髓。将猪骨头洗净砸开，放入锅中煮熟后，用工具掏取骨头内的骨髓食用。

| 营养成分 |

猪骨髓主要含蛋白质、脂肪、维生素、矿物质，尚含酸性黏多糖、磷脂、多种生物活性肽等成分。

| 保健功效 |

猪骨髓含胆固醇较高，患有高血压、肥胖症、心脑血管疾病者不宜食用或忌食。

猪骨髓味甘，性寒。具有补阴益髓等功效。用于骨蒸劳热、体质虚弱、贫血、腰膝酸软、神疲乏力等症。

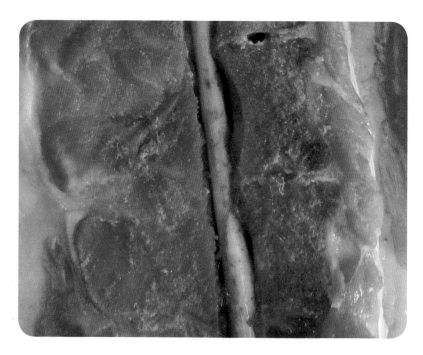

猪鼻

| 简介 |

　　猪鼻又称猪嘴、拱嘴、猪鼻唇，是猪科动物猪嘴带拱鼻的部分。市场上不单卖而是随同猪头一起出售。市场买回猪头后要清除皮肤上的猪毛，并彻底清洗鼻腔内的赃物，清水冲洗干净后方可制作菜肴。主要用于卤制、酱制、红烧等。常见著名菜肴有扒猪脸等。猪鼻烹制熟后质地富有弹性，一般做凉菜食用。

| 营养成分 |

　　猪鼻主要含蛋白、脂肪、维生素、矿物质，尚含有少量碳水化合物等成分。

| 保健功效 |

　　猪鼻味甘、咸，性微寒。具有补虚清热、止血等功效。用于气虚、鼻子流血、慢性鼻炎等症。

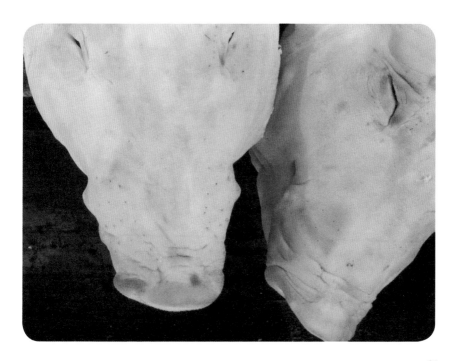

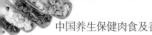

猪尾

| 简介 |

猪尾又称猪后摇，是猪科动物猪的尾巴。市场买回猪尾巴后，应彻底清除皮肤上的猪毛，清水冲洗干净后方可制作菜肴。主要用于卤制、酱制、红烧、清炖等。常见菜肴有卤猪尾、红焖猪尾等。卤制后一般做凉菜食用。

| 营养成分 |

猪尾主要含蛋白质、脂肪、少量碳水化合物、维生素、矿物质，尚含胶质等成分。

| 保健功效 |

猪尾巴集皮、肉、骨为一体，制作菜肴后其营养比猪肉丰富。所含的胶原蛋白对人体皮肤有益。

猪尾味甘、咸，性平。具有补肾壮腰、填精益髓等功效。用于肾虚腰痛、风湿性腰腿痛、下肢乏力等症。

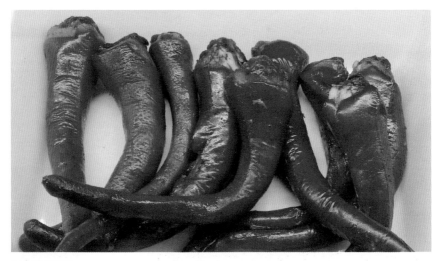

制作熟的猪尾

牛科

牛肉

| 简介 |

　　牛肉是牛科动物黄牛或水牛的肉体。黄牛我国各地均有养殖。黄牛体长约200厘米，毛黄色，较细软，体重不及水牛；犄角圆锥形，先端渐尖，向上或向前弯曲。水牛主要分布在我国南方，善游泳和在水田犁地。水牛比黄牛体格健壮，长可达250厘米以上，体灰黑色或灰棕色，腹部和后腿内侧颜色浅，腿膝关节之下为灰白色；犄角向后弯曲，略呈长扁四方形，具有许多不规则的横向楞纹；颈较短，四肢较短，蹄较大；皮厚无汗腺，躯干的毛粗而短。牛肉是全世界人都爱食用的肉食之一，我国牛肉的销售量仅次于猪肉，列居第二位。牛肉味道鲜美，是少数民族的主要肉食品。牛肉晒制的牛肉干营养丰富，便于携带和储存，是游牧民、野外科学考察工作者和军队野外生活充饥的优良食物。牛肉主要用于炒食、酱制、红烧、清炖、涮火锅、烤肉、做馅料，以及制作牛肉松、牛肉罐头、晒制牛肉干等。

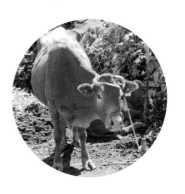

| 营养成分 |

每100克瘦肉含量				
蛋白质 20.2 克	脂肪 2.3 克	碳水化合物 1.2 克	维生素 A 6 微克	维生素 B_1 0.07 毫克
维生素 B_2 0.13 毫克	维生素 B_3 6.3 毫克	维生素 E 0.35 毫克	钾 284 毫克	钠 53.6 毫克
钙 9 毫克	镁 21 毫克	铁 2.8 毫克	锌 3.71 毫克	锰 0.04 毫克
铜 0.16 毫克	磷 172 毫克	硒 10.55 微克	胆固醇 58 毫克	热量 106 千卡

| 保健功效 |

　　牛肉为高蛋白、低脂肪、低胆固醇的肉食品，营养成分易被人体吸收，具有补血养血作用。牛肉所含的蛋白质、氨基酸组成比猪肉更接近人体需要，

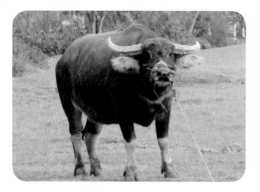

可提高人体抗病能力。牛肉含有丰富的锌，可促进人体生长发育。所含的镁可增强血管弹性和活力，预防心脑血管疾病。牛肉中的肌氨酸可强壮人体肌肉，常作为运动员的主要肉食品。患皮肤病、肝病、肾病者应慎食。

牛肉味甘，性平。具有补脾胃、益气血、强筋骨等功效。用于气血亏损、面色黄萎、气短体虚、虚损羸瘦、腰膝酸软、脾运不健、痞积、水肿、消渴等症。

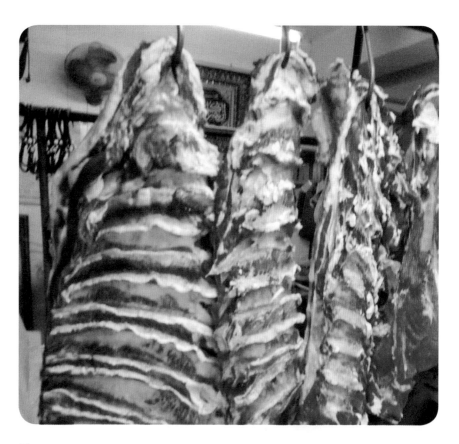

牛肚

| 简介 |

牛肚又称牛百叶、牛毛肚，是牛科动物牛的胃。市场出售的牛肚有两种：一种是黑褐色牛肚，没有人为加工，保持了牛肚的本色；另一种为白色牛肚，经过了人为加工处理。买回的牛肚要彻底去除杂质，反复用清水冲洗干净后方可制作菜肴。牛肚最常见的吃法是涮火锅。

| 营养成分 |

每100克含量				
蛋白质 14.5克	脂肪 1.6克	维生素 A 2 微克	维生素 B$_1$ 0.06 毫克	维生素 B$_2$ 0.13 毫克
维生素 B$_3$ 2.5 毫克	维生素 E 0.51 毫克	钾 162 毫克	钠 60.6 毫克	钙 40 毫克
镁 17 毫克	铁 1.8 毫克	锌 2.31 毫克	锰 0.21 毫克	铜 0.07 毫克
磷 104 毫克	硒 9.07 微克	胆固醇 104 毫克		热量 72 千卡

| 保健功效 |

牛肚为高蛋白、低脂肪、低热量的肉食，富含多种维生素，营养成分易被人体消化吸收，适合肥胖者和消渴病人食用，并有助消化作用。用牛肚煮粳米粥，适合病后体虚、食欲不振、脾运不健等症。用牛肚煮麦芽粥，用于脾胃虚弱、消化功能紊乱、疳积等症。患有自身消化系统虚弱、高脂血症者不宜多食。

牛肚味甘，性温。具有补中益气、益脾胃等功效。用于病后虚羸、气血不足、消化不良、脾胃虚弱、风眩、消渴等症。

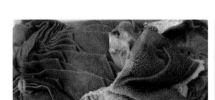
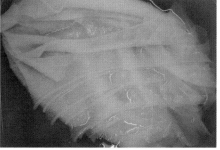

牛肾

| 简介 |

牛肾又称牛腰子，是牛科动物牛的肾脏。牛肾个体较大，酱红色，近椭圆形，表面有许多不规则多边形深龟裂，且裂纹较深。牛肾为排泄系统，腥臊味大，市场买回后应切开去除筋膜，放入水中浸泡，多次换水除去腥臊味，用清水冲洗干净后方可制作菜肴。牛肾主要用于爆炒、炖食、煮粥等。

| 营养成分 |

每100克含量				
蛋白质 15.6 克	脂肪 2.4 克	碳水化合物 2.6 克	维生素 A 88 微克	维生素 B$_1$ 0.24 毫克
维生素 B$_2$ 0.85 毫克	维生素 B$_3$ 7.7 毫克	维生素 E 0.2 毫克	钾 190 毫克	钠 180.8 毫克
钙 8 毫克	镁 13 毫克	铁 9.4 毫克	锌 2.17 毫克	锰 0.06 毫克
铜 0.16 毫克	磷 214 毫克	硒 70.25 微克	胆固醇 295 毫克	热量 94 千卡

| 保健功效 |

牛肾为高蛋白、低脂肪、低热量的食物，一般人均可食用。牛肾富含维生素A和维生素B$_3$，对视力、皮肤、身体发育有益。牛肾含有一种蛋白酶，名为高血压蛋白酶，它作用于血清中高血压蛋白原，生成高血压蛋白，后者即引起血压升高。

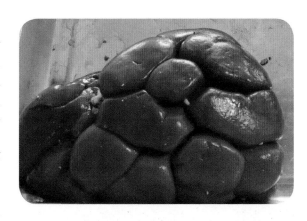

牛肾胆固醇含量高，患有高脂血症者不宜食用。阴虚火旺者应忌食。

牛肾味甘，性温。具有补肾益精、强壮腰膝等功效。用于腰膝酸软、神疲乏力、阳痿、早泄、遗精、带下等症。

牛蹄筋

|简介|

牛蹄筋又称牛筋，是牛科动物牛小腿内的韧带。市场上出售的牛蹄筋大多数是已经发制好的牛蹄筋，买回后要用清水冲洗干净方可制作菜肴。牛蹄筋主要用于红烧、清炖等。常见菜肴有红扒牛蹄筋、蒜子牛蹄黄等。

|营养成分|

每 100 克含量				
蛋白质 34.1 克	脂肪 0.5 克	碳水化合物 2.6 克	维生素 B_1 0.07 毫克	维生素 B_2 0.13 毫克
维生素 B_3 0.7 毫克	钾 23 毫克	钠 153.6 毫克	钙 5 毫克	镁 10 毫克
铁 3.2 毫克	锌 0.81 毫克	磷 150 毫克	硒 1.7 微克	热量 151 千卡

|保健功效|

牛蹄筋是蛋白质含量极高、脂肪含量很少、胆固醇含量极低的食物，一般人均可食用。牛蹄筋含有丰富的胶原蛋白，能增强细胞生理代谢，使皮肤富有弹性和韧性，可美容护肤、延缓皮肤衰老。牛蹄筋富含磷、镁等元素，可促进骨骼和牙齿生长发育，适合儿童身体发育和老年人预防骨质疏松食用。牛蹄筋有强筋壮骨作用，对腰膝酸软、体虚弱者有很好的食疗作用。用火碱等工业碱发制的牛蹄筋不可食用。

牛蹄筋味甘，性平。具有补肝补血、强壮筋骨等功效。用于肝肾亏虚、腰膝酸痛、软弱无力等症。

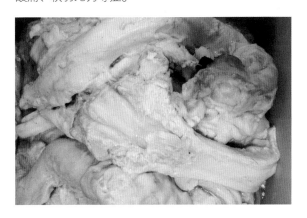
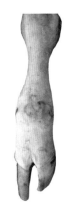

牛骨头

|简介|

牛骨头是牛科动物牛的骨架。市场上出售的牛骨头多为牛腿部的棒骨。牛骨头主要用于煮汤，还可吸食骨头内的骨髓。牛骨头中的骨胶原在水中熬煮过程中可形成明胶。

|营养成分|

牛骨头含磷酸镁、钙盐、氯化物、氟化物、蛋白质、脂肪、骨胶等。牛骨的脂肪多集中在牛骨的髓部。牛骨以无机成分为主，其中钙约占86%，镁约占1%，钙盐约占7%，氯约占0.2%，氟约占0.3%。牛骨髓含蛋白质、脂肪、B族维生素、钙、铁、锌、硒等。

|保健功效|

牛骨头富含多种矿物质，可补充人体钙、镁、锌、磷及其他多种微量元素，经常喝点牛骨头熬制的汤可促进身体骨骼生长发育。牛骨所含的骨胶原是骨骼中的一种重要蛋白质，构成网络分布于骨骼中，使骨骼富有韧性。骨胶原可修复软骨组织损伤，延缓骨质疏松，

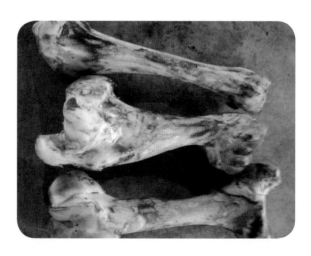

消除关节疼痛、肿胀、僵硬无力等症。骨胶原是细胞膜形成的物质，能滋养头发、指甲、皮肤，防止头发干枯分叉、指甲开裂、皮肤粗糙皲裂。牛骨髓含胆固醇很高，患有心脑血管疾病者应忌食。

牛骨味甘，性温。具有补虚健骨、止血降压、厚肠止泻等功效。用于身体虚弱、腰膝酸软、小儿佝偻、恶疮溃疡、疮面久不愈合、泄泻、高血压等症。牛骨髓味甘，性温。具有润肺、补肾、填精益髓等功效。用于虚劳羸瘦、精血亏损、腰膝酸软、跌扑损伤、手足皲裂等症。

牛尾

| 简介 |

牛尾又称牛尾巴，是牛科动物牛臀部的尾巴。市场上出售的牛尾大多数是已经去了皮的牛尾巴，买回后要用清水冲洗干净方可制作菜肴。牛尾主要用于红烧、清炖等。常见菜肴有砂锅牛尾、瓢牛尾、清炖牛尾等。

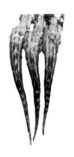

| 营养成分 |

牛尾主要含蛋白质、胶原蛋白、脂肪、多种维生素、多种矿物质等成分。

| 保健功效 |

牛尾集骨、肉、筋于一体，其营养价值高于牛肉，一般人均可食用。牛尾富含多种矿物质，可促进人体骨骼生长发育。牛尾所含的胶原蛋白可增强细胞生理代谢，滋养毛发和皮肤，使皮肤富有韧性和弹性，延缓皮肤衰老。

牛尾味甘，性平。具有补气养血、强壮筋骨、除湿利尿等功效。用于身体虚弱、营养不良、肾虚阳痿、水肿、小便涩少等症。

牛鞭

| 简介 |

牛鞭是牛科动物雄性牛的外生殖器。牛鞭是牛的排尿和生殖器官。买回牛鞭后用清水冲洗干净，用刀纵向剖开至尿道处，放入开水锅中略煮一下捞出，撕去外皮和尿道膜，用清水冲洗干净后方可烹制菜肴。牛鞭主要用于红烧、清炖等。常见著名菜肴有红烧牛鞭、清炖牛鞭等。

| 营养成分 |

牛鞭含蛋白质、脂肪、多种维生素、多种矿物质，尚含有睾酮、雄性激素等成分。

| 保健功效 |

牛鞭味咸，性温。具有补肾壮阳、益精填髓、增强性欲等功效。用于肾虚阳痿、性欲减退、腰膝酸软、疝气、胃脘寒痛等症。

牦牛肉

| 简介 |

牦牛又称髦牛、旄牛等，牦牛肉是牛科动物饲养牦牛的肉体。牦牛体形粗壮，长可达250厘米，体重可达500～600千克，体黑色，也有白色、黑白杂色；头及身躯背部毛较短，颈、胸、尾部等均被下垂的长毛；四肢短粗，蹄质坚硬且有软垫，善走陡坡；雄性犄角大，雌性略小，犄角圆弧形弯曲，上部较光滑，中下部具环形凹纹。我国分布于青海、西藏、四川等地，其他高海拔地区有引种饲养。栖息于海拔2000～6000米的高原处，抗寒性极强，为青藏高原特有物种。野生牦牛为国家一级保护动物，禁止非法捕猎和贸易。牦牛肉肉质鲜美，是青藏高原牧民的主要肉食品之一。主要用于炒食、清炖、红烧、烤肉、做馅料、制作牦牛肉干等。

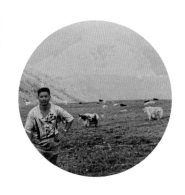

| 营养成分 |

牦牛肉含蛋白质22%、脂肪3.6%～5%，尚含碳水化合物、多种维生素和矿物质等成分。

| 保健功效 |

牦牛生长在无污染的自然生态环境中，民间称牦牛为"吃的是冬虫夏草、喝的是山泉水、拉的是六味地黄丸"，堪称为最天然的放心牛肉。牦牛肉蛋白质含量高于黄牛肉和水牛肉，脂肪低于其他牛肉，血红蛋白含量高，富含多种氨基酸，经常食用可强壮身体，提高抗病能力。牦牛鞭含有睾丸酮等天然甾体激素，有补肾阳作用。牦牛骨含有磷质、氨基酸、维生素、骨胶、软骨素等成分，可促进骨骼生长发育。牦牛骨髓含有大量蛋白质、油脂及矿物质等成分，可增强人体造血机能，提高人体免疫力。

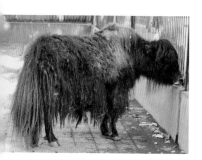

牦牛肉具有补脾胃、益气血、强筋骨等功效。用于气血亏损、虚损羸瘦、腰膝酸软、脾运不健、痞积、水肿、消渴等症。

羊肉

|简介|

　　羊肉是牛科动物绵羊或山羊的肉体。山羊体形窄，略小于绵羊，善于攀援；头上有1对犄角，具胡须，有白色、黑色、灰色等；毛不卷曲，尾巴细短。绵羊体粗壮，无胡须，头上有1对犄角；毛卷曲，尾巴肥大下垂。我国各地均有养殖，有不同的品种。羊肉具有腥膻味，可用花椒水去除膻味。内蒙古的羊经常吃草原生长的蒙古韭，其肉不膻，为羊中佳品。主要用于炒食、炖食、焖食、做肉馅、煮汤、烤食、涮火锅等。常见菜肴有涮羊肉、大葱爆羊肉、红焖羊肉、孜然羊肉、手把肉、烤羊肉串等。著名菜肴有烤全羊等。

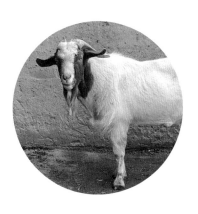

|营养成分|

每 100 克瘦肉含量				
蛋白质 20.5 克	脂肪 3.9 克	碳水化合物 0.2 克	维生素 A 11 微克	维生素 B_1 0.15 毫克
维生素 B_2 0.16 毫克	维生素 B_3 5.2 毫克	维生素 E 0.3 毫克	钾 403 毫克	钠 69.4 毫克
钙 9 毫克	镁 22 毫克	铁 3.9 毫克	锌 6.06 毫克	锰 0.03 毫克
铜 0.12 毫克	磷 196 毫克	硒 7.18 微克	胆固醇 60 毫克	热量 118 千卡

每 100 克肥瘦肉含量				
蛋白质 19.5 克	脂肪 14.1 克	维生素 A 22 微克	维生素 B_1 0.05 毫克	维生素 B_2 0.14 毫克
维生素 B_3 4.5 毫克	维生素 E 0.26 毫克	钾 232 毫克	钠 80.6 毫克	钙 6 毫克
镁 20 毫克	铁 2.3 毫克	锌 3.22 毫克	锰 0.02 毫克	铜 0.75 毫克

磷	硒	胆固醇	热量
146 毫克	32.2 微克	92 毫克	203 千卡

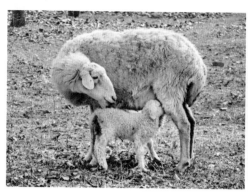

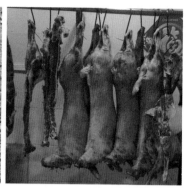

| 保健功效 |

　　羊肉比猪肉和牛肉的脂肪、胆固醇含量都要低，肉质细嫩，容易消化，可提高体质，增强抗病力。羊肉属于温而偏热的食物，冬季常吃羊肉，既可进补又可增强御寒能力。经常手脚冰凉的人也很适合食用羊肉。羊肉还有补肾壮阳作用。患有热病、高血压、肝炎者不宜食用。

　　羊肉味甘，性温。具有益气补虚、温中暖下等功效。用于虚劳羸瘦、腰膝酸软、产后虚冷、腹痛、寒疝、反胃等症。

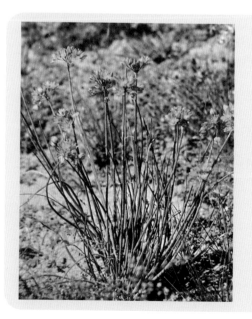

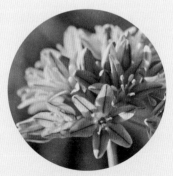

　　蒙古韭又称砂韭、砂葱，属百合科多年生草本植物。叶片近圆柱形，花葶圆柱形。伞房花序，花淡粉色或紫红色；花被片6，卵状矩圆形，中间有一条紫色纵条纹。内蒙古草原广泛分布，羊经常吃蒙古韭，肉则不膻。

羊肝

| 简介 |

羊肝是牛科动物绵羊或山羊的肝脏。肝脏是储存养料和解毒的重要器官。市场买回的羊肝应用清水反复冲洗，并在水中浸泡30分钟以上，多换几次水后方可制作菜肴。羊肝肉质细腻，营养丰富，是人们经常食用的动物肝脏之一。主要用于炒食、卤制、煮汤等。羊肝还是羊杂汤的主要原料之一。

| 营养成分 |

每 100 克含量				
蛋白质 18 克	脂肪 3.6 克	碳水化合物 7.4 克	维生素 A 21 毫克	维生素 B$_1$ 0.21 毫克
维生素 B$_2$ 1.75 毫克	维生素 B$_3$ 22.1 毫克	维生素 E 30 毫克	钾 241 毫克	钠 123 毫克
钙 8 毫克	镁 14 毫克	铁 7.5 毫克	锌 3.45 毫克	锰 0.26 毫克
铜 4.5 毫克	磷 299 毫克	硒 17.68 微克	胆固醇 349 毫克	热量 134 千卡

| 保健功效 |

羊肝含有极其丰富的维生素A，是天然的保护视力的食疗保健佳品，可用于维生素A缺乏引起的视力减退，预防夜盲症，并有很好的抗氧化作用，特别适合学生和长期从事电脑工作者食用。羊肝富含铁元素，铁是血红蛋白、肌红蛋白、细胞色素的重要组成物质，经常吃点羊肝可预防缺铁性贫血。羊肝胆固醇含量高，一次不宜过多食用或经常大

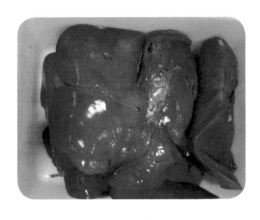

量食用。羊肝不宜与富含维生素C的食物同食。忌与猪肉、鲇鱼、鳗鱼、生椒、梅、赤豆、苦笋同食。

羊肝味甘、微苦，性凉。具有养肝明目、益血等功效。用于血虚萎黄羸瘦、肝虚目暗昏花、青光眼、目翳、夜盲症、肺结核等症。

羊肚

| 简介 |

羊肚又称羊毛肚、散丹、膍胵，是牛科动物绵羊或山羊的胃。市场买回羊肚后，要用清水进行彻底清洗，去除肚内残留的杂物，放入开水中焯一下捞出，刮去油垢，用清水冲洗干净后方可制作菜肴。羊肚主要用于炒食、炖食、涮火锅等。常见菜肴有芫爆散丹、砂锅散丹等。

| 营养成分 |

每100克含量				
蛋白质 12.2 克	脂肪 3.4 克	碳水化合物 1.8 克	维生素 A 23 微克	维生素 B_1 0.03 毫克
维生素 B_2 0.17 毫克	维生素 B_3 1.8 毫克	维生素 E 0.33 毫克	钾 101 毫克	钠 66 毫克
钙 38 毫克	镁 16 毫克	铁 1.4 毫克	锌 2.6 毫克	锰 0.6 毫克
铜 0.1 毫克	磷 133 毫克	硒 9.7 微克	胆固醇 124 毫克	热量 87 千卡

| 保健功效 |

羊肚比羊肉、猪肉和牛肉的脂肪、胆固醇含量都要少，而且热量低，肉质细嫩容易消化，可提高体质增强抗病能力，尤其适合体质赢瘦、虚劳衰弱、肥胖者和糖尿病人食用。患有热病、消化不良者不宜食用或忌食。羊肚含胆固醇较高，不宜多食或经常食用。

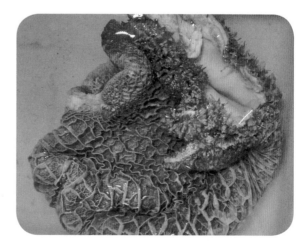

羊肚味甘，性温。具有补虚损、健脾胃等功效。用于虚劳赢瘦、脾胃虚弱、食欲不振、反胃、盗汗、肾虚尿频、消渴等症。

羊肾

| 简介 |

羊肾又称羊腰子，是牛科动物绵羊或山羊的肾脏。羊肾具有腥臊味，市场买回后需用刀切开两半，剔除肾内的白色筋膜，在清水中浸泡除去腥臊味后方可制作菜肴。常见的做法有爆炒、软炸等。

| 营养成分 |

羊肾含蛋白质、脂肪、碳水化合物、维生素A、B族维生素、多种矿物质等成分。

| 保健功效 |

羊肾是高蛋白、低脂肪、低热量的食物，是常见的补肾壮腰食物。患有阴虚火旺、伤风感冒、外感风邪感染性发热者不宜食用。羊肾含胆固醇较高，不宜过多食用。

羊肾味甘，性温。具有补肾气、益精髓等功效。用于肾虚劳损、腰膝酸软、耳聋、阳痿、尿频、遗尿、消渴等症。

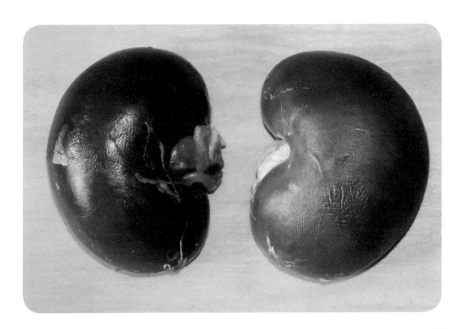

羊睾丸

| 简介 |

　　羊睾丸又称羊外肾、羊石子，是牛科动物绵羊或山羊的睾丸。市场买回后，用清水冲洗干净表面后即可制作菜肴。主要用于煮食或烤食，口感细嫩绵软，为待客佳品。

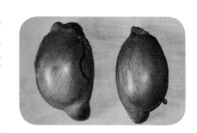

| 营养成分 |

　　羊睾丸含蛋白质、多种维生素和矿物质、多肽、激素等成分。

| 保健功效 |

　　羊睾丸所含的锌元素是性腺中睾丸分泌所需酶的必需元素，可提高性功能、增强机体免疫力。

　　羊睾丸味甘，性温。具有补肾、益精、助阳等功效。用于肾虚阳痿、腰膝酸软、疝气、睾丸疼痛、遗精、尿频、带下、消渴等症。

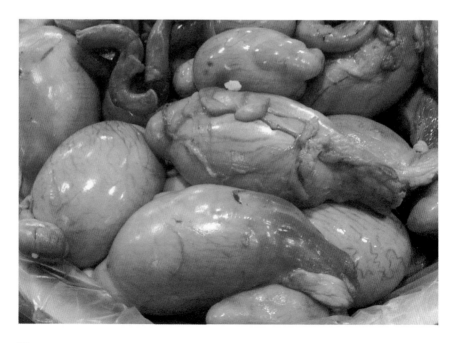

羊心

|简介|

羊心是牛科动物绵羊或山羊的心脏。羊心为血液循环的重要器官，腥味较重。市场买回羊心后要在水中浸泡，反复冲洗，除去血水和腥味后方可制作菜肴。主要用于卤制、炖食等。

|营养成分|

羊心含蛋白质、脂肪、碳水化合物、维生素A、B族维生素、维生素E、钾、钙、镁、铁、锌、锰、铜、磷、硒等成分。

|保健功效|

羊心为红瘦肉，蛋白质含量高，脂肪含量低，肉质细嫩，营养丰富，适合一般人群食用。羊心富含铁元素，可预防缺铁性贫血。所含铁、镁、磷等矿物质，有利于骨骼生长发育。

羊心味甘，性温。具有补心、解郁、养血等功效。用于惊悸不舒、气短失眠、劳心膈痛等症。

羊舌

|简介|

羊舌又称羊舌头、羊口条，是牛科动物绵羊或山羊口腔内的舌头。市场买回羊舌后冲洗干净，放入开水中焯一下后捞出，刮去羊舌表面的苔膜等污物，用清水冲洗干净后方可制作菜肴。主要用于卤制、红烧、炖食等。

|营养成分|

羊舌含蛋白质、脂肪、碳水化合物、维生素B_2、维生素B_3、多种矿物质等成分。

|保健功效|

羊舌多为瘦肉，蛋白质和脂肪含量适中，肉质细嫩，营养丰富，容易被人体消化吸收，适合一般人群食用。羊舌胆固醇含量较高，患有高血压、肝病、急性肠炎、发热牙痛、口舌生疮、咳嗽痰黄者不宜食用。

羊舌味甘，性温。具有补脾胃、益肝肾、补血温经等功效。用于脾胃虚寒、反胃吐酸、消化不良、腹胀冷痛、肾虚阳痿、腰膝酸软、产后血虚等症。

羊蹄筋

| 简介 |

羊蹄筋又称羊筋，是牛科动物绵羊或山羊小腿的韧带。羊蹄较小，一般不单独把羊蹄筋取出来，而是出售整个羊蹄。羊蹄筋营养丰富，为廉价美味食物。主要用于红烧、清炖等。常见菜肴有红扒羊蹄筋等。

| 营养成分 |

每100克含量					
蛋白质 34.3克	脂肪 2.4克	维生素 B_2 0.1毫克	维生素 B_3 1.2毫克	钾 74毫克	钠 149.7毫克
钙 16毫克	镁 5毫克	铁 3.1毫克	锌 1.64毫克	锰 0.12毫克	铜 0.1毫克
磷 39毫克		硒 3.56微克		胆固醇 58毫克	热量 159千卡

| 保健功效 |

羊蹄筋为高蛋白、低脂肪、低胆固醇食物，适合身体虚弱者、肥胖者、糖尿病患者食用。羊蹄筋含有丰富的胶原蛋白，可增强细胞生理代谢，使皮肤更加富有韧性和弹性，延缓皮肤衰老。经常食用羊蹄筋，可美容养颜，强壮筋骨。

羊蹄筋味甘，性平。具有补肾益精、强筋健骨等功效。用于肾虚劳损、腰膝酸软、反胃、腹胀冷痛、阳痿、产后血虚等症。

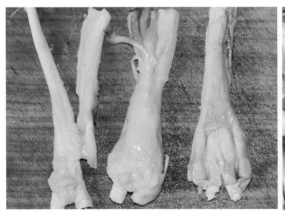
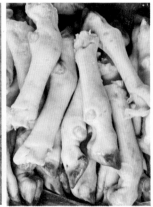

羊骨

| 简介 |

羊骨是牛科动物绵羊或山羊的骨骼。羊骨是头骨、脊骨、排骨、胫骨、尾骨的统称。羊骨主要用来煮汤。

| 营养成分 |

羊骨头含有蛋白质、脂肪、骨胶原、磷脂等成分。无机成分主要有磷酸钙、碳酸钙、磷酸镁、钾、铁、锌、氟等多种矿物质。

| 保健功效 |

羊骨富含矿物质和骨胶原等成分，经常喝羊骨汤，可促进骨骼生长，预防骨质疏松。对指甲、头发、皮肤等也有滋养作用。冬季喝羊骨头汤，既可增加营养又有发热驱寒作用。

羊骨味甘，性温。具有补肝肾、强筋骨等功效。用于脾肾虚弱、腰膝酸软、筋骨疼痛、骨质疏松等症。

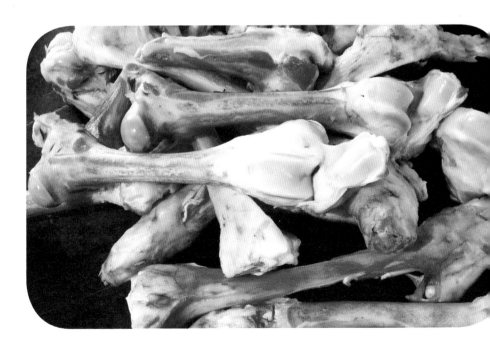

羊血

| 简介 |

　　羊血是牛科动物绵羊或山羊的血液。杀羊时获取。羊血常被制成血豆腐出售。在青海等地，羊血常被用来灌制成血肠招待贵客。主要用于炒食、作火锅配料、制作羊血肠等。

| 营养成分 |

　　羊血含蛋白质、脂类、碳水化合物、多种维生素、多种矿物质等成分。蛋白质中主要为血红蛋白、血清白蛋白、血清球蛋白、纤维蛋白等。脂类中含有磷脂、胆甾醇等。

| 保健功效 |

　　羊血是天然补血品。羊血富含铁元素，并以血红素铁的形式存在，容易被人体消化吸收，处于生长发育阶段的儿童、孕妇或哺乳期的妇女多吃一些用动物血制作的菜肴，可防治缺铁性贫血。羊血所含的维生素K（凝血维生素），有凝血止血作用。

　　羊血味咸，性平。具有补血、散瘀等功效。用于吐血、衄血、外伤出血、产后血晕、妇女崩漏、肠风痔血、跌打损伤等症。

马科

驴肉

| 简介 |

驴又称毛驴、漠骊，驴肉是马科动物驴的肉体。我国各地有养殖。驴肉细嫩，营养丰富，是牛羊肉所不及的。民间有"天上的龙肉、地下的驴肉"之谚语，说明驴肉的香美。主要用来卤制、红烧等。驴皮可制作阿胶。常见菜肴有驴肉火烧、五香驴肉、红烧驴板肠等。

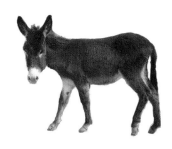

| 营养成分 |

每 100 克含量				
蛋白质 21.5 克	脂肪 3.2 克	碳水化合物 0.4 克	维生素 A 72 微克	维生素 B_1 0.03 毫克
维生素 B_2 0.16 毫克	维生素 B_3 2.5 毫克	维生素 E 2.76 毫克	钾 325 毫克	钠 46.9 毫克
钙 2 毫克	镁 7 毫克	铁 4.3 毫克	锌 4.26 毫克	铜 0.23 毫克
磷 178 毫克	硒 6.1 微克		胆固醇 74 毫克	热量 251 千卡

| 保健功效 |

驴肉为典型的高蛋白、低脂肪食物，是其他牲畜动物肉不可比的，是理想的保健食品之一。驴肉还含有动物胶、骨胶原等成分，是积年劳损、久病初愈、气血亏虚、气短乏力、病后调养的食补佳品。患有脾胃虚寒、慢性肠炎、腹泻者不宜食用。

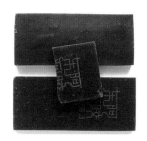

驴肉味甘、酸，性平。具有补血、益气等功效。用于气血不足、体倦乏力、忧郁心烦、神智失调等症。驴皮熬制的阿胶味甘，性平。具有滋阴补血、安胎等功效。用于血虚萎黄、眩晕心悸、心烦不眠、虚劳咳嗽、吐血、衄血、便血、月经不调、胎漏等症。

马肉

| 简介 |

马肉是马科动物马的肉体。我国各地有养殖。马肉同驴肉一样，营养丰富，但肉质比驴肉粗，血腥味较浓。马肉主要用来卤制、红烧、炖食、晒制马肉干等，风味独特。广西有一道著名的地方小吃叫作马肉米粉。

| 营养成分 |

每100克含量				
蛋白质 20.1 克	脂肪 4.6 克	碳水化合物 0.1 克	维生素 A 28 微克	维生素 B₁ 0.06 毫克
维生素 B₂ 0.26 毫克	维生素 B₃ 2.2 毫克	维生素 E 1.42 毫克	钾 526 毫克	钠 115.8 毫克
钙 5 毫克	镁 41 毫克	铁 5.1 毫克	锌 12.26 毫克	锰 0.03 毫克
铜 0.15 毫克	磷 367 毫克	硒 3.73 微克	胆固醇 84 毫克	热量 122 千卡

| 保健功效 |

马肉为高蛋白、低脂肪食物，并且含有多种氨基酸、维生素和矿物质，具有补中益气、养肝补血等作用，可增进人体免疫力。马肉富含磷、铁、锌、镁等元素，可促进人体骨骼生长发育。马肉的脂肪质量优于其他牲畜的脂肪。马肉脂肪近似于植物油，不饱和脂肪酸含量

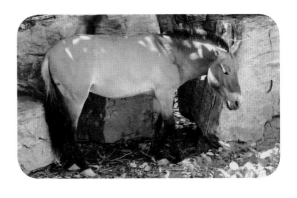

高。不饱和脂肪酸可溶解血液中的胆固醇，减少胆固醇在血管壁上的沉积，预防动脉硬化。马油可制成马油滋润膏，为高级护肤美容的佳品。马肉属寒性食物，吃马肉时喝点白酒可驱逐寒性。患有胃寒、痢疾，以及孕妇不宜食用。

马肉味甘、酸，性寒。具有补气养血、强筋健骨等功效。用于除热、下气、虚劳赢瘦、腰膝酸软、四肢无力等症。

鹿科

鹿肉

| 简介 |

鹿肉是鹿科动物梅花鹿或马鹿等的肉体。我国主产北方，各地有养殖。野生梅花鹿和马鹿等为国家保护动物，不可偷猎和捕杀。市场出售的鹿肉为人工养殖鹿的鹿肉及其产品。鹿肉细嫩，瘦肉多，结缔组织少，营养丰富，风味独特。主要用于红烧、炖煮、烧烤等。常见菜肴有红烧鹿肉、金银鹿肉、烤鹿肉等。

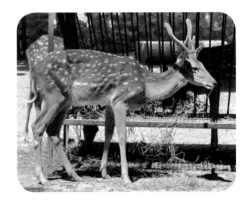

| 营养成分 |

每 100 克含量					
蛋白质 22 克	脂肪 2.6 克	碳水化合物 0.4 克	维生素 A 172 微克	维生素 B$_1$ 0.06 毫克	维生素 B$_2$ 0.04 毫克
维生素 B$_3$ 7.2 毫克	维生素 B$_5$ 5.6 毫克	维生素 B$_{12}$ 6.2 微克	维生素 D 325 毫克	维生素 H 12 毫克	钾 316 毫克
钙 1.5 毫克	铁 6 毫克	锌 2.25 毫克	磷 20.2 毫克	硒 10.01 微克	胆固醇 61 毫克

| 保健功效 |

鹿肉为高蛋白、低脂肪、胆固醇含量低的优质肉类食物。鹿肉富含维生素 B$_5$（泛酸）、维生素 B$_{12}$（钴胺素）、维生素 D、维生素 H（生物素）等多种活性物质，对人体血液循环系统、神经系统、骨骼发育有良好的调节作用。鹿肉含有丰富的维生素 A，可保护视力、预防夜盲症、滋润皮肤。鹿肉属温阳之物，在补肾气方面为各种肉类之首，对肾气衰竭的人有很好的食补作用，对经常手脚冰凉的人也有很好的温补作用。患阴虚阳亢、外伤炎症者不宜食用。

鹿肉味甘，性温。具有补五脏、益气力、益精壮阳、养血养颜等功效。用于虚劳羸瘦、气血不足、体倦乏力、腰脊疼痛、畏寒肢冷、自汗、盗汗、阳痿早泄等症。

鹿茸

| 简介 |

鹿茸是鹿科动物梅花鹿或马鹿等雄鹿头上尚未骨化带茸毛的幼角。我国主产于北方，各地有养殖。野生梅花鹿和马鹿等为国家保护动物，不可偷猎和捕杀。市场出售的鹿茸为养殖鹿的产品。鹿茸主要用于炖补品、泡药酒等。

| 营养成分 |

鹿茸含雌酮、前列腺素、胆固醇、多种氨基酸、胶质、中性糖、葡萄糖胺、钙、磷、镁等成分。

| 保健功效 |

鹿茸泡酒，用于肾虚阳痿、早泄、遗精、头晕眼花、筋骨不健、面色黄萎等症。患有阴虚阳亢者不宜食用或忌食。

鹿茸味甘、咸，性温。具有补肾阳、益精血、强筋骨等功效。用于阳痿早泄、筋骨痿软、腰膝酸痛、头晕耳鸣、子宫虚冷、精神倦乏、小便数频、崩漏、带下等症。

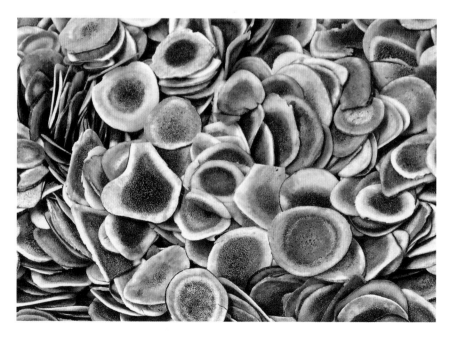

鹿血

| 简介 |

鹿血是鹿科动物梅花鹿或马鹿等鹿体的血液。我国主产于北方，各地有养殖。市场出售的鹿血为人工养殖鹿的加工干制产品。鹿血主要用于泡鹿血酒、制作鹿血粉等。

| 营养成分 |

鹿血含蛋白质、多种氨基酸、球蛋白、多种酶类、脂类、多种维生素和矿物质等成分。

| 保健功效 |

鹿血富含铁元素，可预防治疗缺铁性贫血。鹿血泡酒，用于阳虚怕冷、贫血、肾虚阳痿、崩漏、带下等症。患有阴虚阳亢者不宜食用或忌食。

鹿血味甘、咸，性热。具有补血益精、补阳气、止血等功效。用于精血虚亏、阳气不足、头晕耳鸣、心悸气短、体倦乏力、畏寒、崩漏失血、吐血、衄血等症。

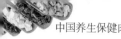

鹿鞭

| 简介 |

鹿鞭又称鹿阴茎、鹿茎筋、鹿冲、鹿冲鞭等，是鹿科动物梅花鹿或马鹿等雄鹿的外生殖器。我国主产于北方地区，各地有养殖。野生梅花鹿和马鹿等为国家保护动物，不可偷猎和捕杀。市场出售的鹿产品为养殖鹿。鹿鞭主要用于炖食、泡药酒等。获取鹿鞭后，用清水冲洗干净，将鹿鞭纵向切开至尿道处，放入开水中焯一下捞出，除去外皮和尿道膜后方可制作菜肴。如作药材应连同鹿鞭和睾丸一起风干备用。主要用于红烧、清炖、泡酒等。常见菜肴有红烧鹿鞭、清炖鹿鞭等。

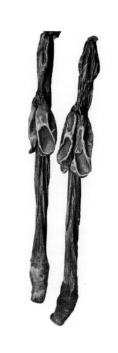

| 营养成分 |

鹿鞭含蛋白质、脂肪、矿物质等，尚含睾酮、二氢丸酮、雌二醇、脂肪酸、脯氨酸、甘氨酸等多种成分。

| 保健功效 |

鹿鞭含有雄性激素，食用鹿鞭可增强性功能。民间常用鹿鞭泡酒，用于肾阳不足、精血亏损、腰膝酸软、肢体乏力、畏寒怕冷、男性阳痿、女性宫冷等症。患有阳盛阴衰者不宜食用或忌食。

鹿鞭味甘、咸，性温。具有补肾壮阳、填精益髓等功效。用于阳痿早泄、腰膝酸痛、耳鸣、耳聋、劳损、宫冷不孕等症。

鹿筋

| 简介 |

　　鹿筋是鹿科动物梅花鹿或马鹿等的四肢筋腱。我国主产于北方，各地有养殖。主要用于红烧、清炖等。常见著名菜肴有红扒鹿蹄筋、清炖鹿蹄筋等。

| 营养成分 |

　　鹿筋含胶原蛋白质、多种氨基酸、多种矿物质，尚含有睾酮、雌二酮等成分。

| 保健功效 |

　　鹿筋富含胶原蛋白，具有润肤美容、强身健体等作用。

　　鹿筋味甘、咸，性温。具有壮筋骨、生精益髓等功效。用于劳损筋伤、筋骨乏力、手足无力、转筋、肾虚、风湿性关节炎、风寒痹痛等症。

犬科

狗肉

| 简介 |

狗肉又称犬肉、地羊肉、香肉等。狗肉是犬科动物狗的肉体。我国各地有养殖，品种较多。民间常用干大蒜辫子与狗肉同炖，味道醇厚，香味四溢。民间流传有"狗肉滚几滚、神仙站不稳"的谚语，因而狗肉又被称为香肉，是颇受人们青睐的肉类食物。朝鲜族是吃狗肉最多的民族。狗肉主要用于红烧或炖食等。

| 营养成分 |

每100克含量				
蛋白质 16.8 克	脂肪 4.6 克	碳水化合物 1.8 克	维生素 A 157 微克	维生素 B$_1$ 0.34 毫克
维生素 B$_2$ 0.2 毫克	维生素 B$_3$ 3.5 毫克	维生素 E 1.4 毫克	钾 140 毫克	钠 47.4 毫克
钙 52 毫克	铁 2.9 毫克	锌 3.18 毫克	镁 14 毫克	锰 0.13 毫克
铜 0.14 毫克	磷 107 毫克	硒 14.75 微克	胆固醇 62 毫克	热量 116 千卡

| 保健功效 |

狗肉含有丰富的优质蛋白，尤以球蛋白含量高，并含有多种氨基酸，食用狗肉可增强细胞活力和机体抗病力，提高消化能力，促进血液循环，改善性功能。狗肉为温热性食物，在寒冷的冬天吃狗肉，对体弱畏寒者和老年人可增强抗寒能力。狗体常携带有旋毛虫病和狂犬病，所以狗肉必须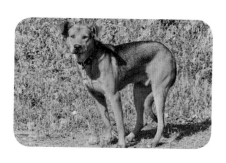彻底烹饪熟透后方可食用。狗肉生热，夏天不宜食用或宜少食。患有热病、阴虚火旺、感冒发热、咳嗽痰多、心脑血管疾病者不宜食用或忌食。

狗肉味咸，性温。具有补中益气、温肾助阳等功效。用于脾肾虚弱、阳痿早泄、腰膝酸软、四肢冷凉、胸腹胀满、寒疝、浮肿、疮痈久不收敛等症。

兔科

兔肉

| 简介 |

兔肉为兔科动物家兔或野兔的肉。我国各地均有养殖，品种较多，有白、黑、灰、褐等颜色。兔肉肉质细嫩，营养丰富。主要用于红烧、清炖、烧烤、腌制腊肉等。著名品牌有四川的缠丝兔，吃时上锅蒸透，为美味下饭菜。常见菜肴有烤兔肉、黄酒焖兔、红烧兔肉等。

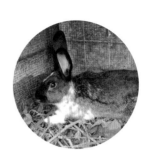

| 营养成分 |

每 100 克含量				
蛋白质 19.7 克	脂肪 2.2 克	碳水化合物 0.9 克	维生素 A 26 微克	维生素 B_1 0.11 毫克
维生素 B_2 0.1 毫克	维生素 B_3 5.8 毫克	维生素 E 0.42 毫克	钾 284 毫克	钠 45.1 毫克
钙 12 毫克	铁 2 毫克	锌 1.3 毫克	镁 15 毫克	锰 0.04 毫克
铜 0.12 毫克	磷 165 毫克	硒 10.93 微克	胆固醇 59 毫克	热量 102 千卡

| 保健功效 |

兔肉属于高蛋白、低脂肪、胆固醇含量少的优质肉类食物，可保护血管，防止血栓形成，被称为"保健肉"。兔肉富含卵磷脂，卵磷脂可软化血管，防治动脉硬化所导致的高血压、心脑血管疾病。所含的胆碱是构成脑神经传导的重要物质，可健脑益智，预防老年性痴呆症。食用兔肉既可增强体质，又不必担心体形发胖，是中

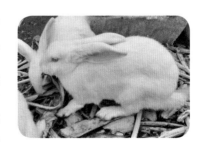

老年人、心脑血管疾病患者、肥胖症和消渴症者较理想的动物性食物。

兔肉味甘，性凉。具有补中益气、健脾止渴、滋阴凉血、清热解毒等功效。用于胃热呕吐、脾胃虚弱、便血、消渴、体虚羸瘦等症。

[第二节　禽肉类]

雉科

乌骨鸡

| 简介 |

乌骨鸡又称乌鸡、黑脚鸡、泰和鸡、绒毛鸡，为家鸡的一种，属雉科动物。乌骨鸡原产于我国江西泰和一带，现各地有养殖。乌骨鸡的特点是皮肤、骨头、五脏等均为乌黑色。乌骨鸡自古以来为滋补上品，曾被乾隆皇帝列为宫廷贡品鸡。乌骨鸡主要用于炖食、煲汤等。

| 营养成分 |

每100克含量				
蛋白质 22.3 克	脂肪 2.3 克	碳水化合物 0.3 克	维生素 B_1 0.02 毫克	维生素 B_2 0.2 毫克
维生素 B_3 7.1 毫克	维生素 E 1.77 毫克	钾 323 毫克	钠 64 毫克	钙 17 毫克
铁 2.3 毫克	锌 1.6 毫克	镁 51 毫克	锰 0.05 毫克	铜 0.26 毫克
磷 210 毫克	硒 7.7 微克	胆固醇 106 毫克		热量 111 千卡

| 保健功效 |

乌骨鸡含有丰富的蛋白质、多种氨基酸，其营养价值远高于普通鸡，人们常用乌骨鸡来补养产妇、久病体虚和失血过多的病人。乌骨鸡体内的黑色素，可使人体内的红血球和血色素增生，并有抗氧化、抗辐射和抗癌防癌作用。食用乌骨鸡可提高人体生理机能、强筋健骨、延缓衰老，预防骨质疏松、佝偻病、贫血。

乌骨鸡味甘，性平。具有养阴清热、补肝益肾、益气养血等功效。用于虚劳羸瘦、体倦乏力、腰膝酸软、手足心热、月经不调、赤白带下等症。

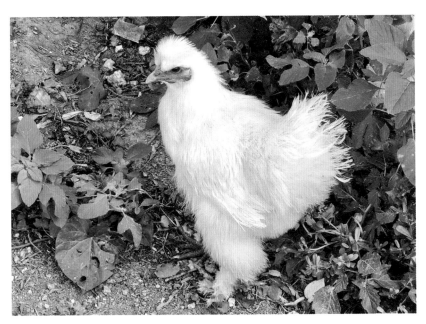

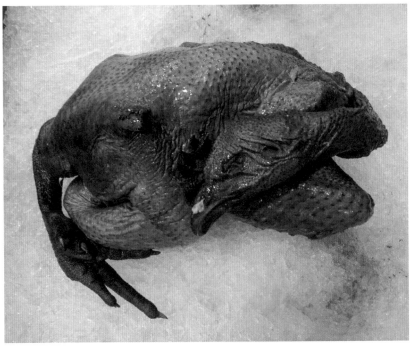

鸡肉

|简介|

鸡肉为雉科家鸡除去内脏的肉体。我国各地均有养殖。民间有"宁吃飞禽四两，不吃走兽半斤"之语俗，说明飞禽肉的营养丰富味道鲜美。民间还有吃鸡要吃"雄公鸡、老母鸡"之说，即意为公鸡要吃刚刚打鸣的嫩公鸡；母鸡要吃老母鸡，主要是用来炖汤。鸡肉的肉质细嫩，是人们日常生活中最常食用的禽肉之一。主要用于炒食、炖食、红烧、卤制、烧烤、煲汤等。常见菜肴有德州扒鸡、道口烧鸡等。

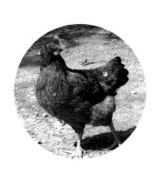

|营养成分|

每100克含量				
蛋白质 19.3克	脂肪 9.4克	碳水化合物 1.3克	维生素A 48微克	维生素B_1 0.05毫克
维生素B_2 0.09毫克	维生素B_3 5.6毫克	维生素E 0.67毫克	钾 251毫克	钠 63.3毫克
钙 9毫克	镁 19毫克	铁 1.4毫克	锌 1.1毫克	锰 0.03毫克
铜 0.07毫克	磷 156毫克	硒 11.75微克	胆固醇 106毫克	热量 167千卡

|保健功效|

鸡肉富含蛋白质、磷脂等营养成分，肉质细嫩，容易被人体消化吸收，有滋补强壮身体的作用。体质虚弱、怕冷畏寒、易疲劳者特别适合吃鸡肉。鸡肉为温热性食物，多食易生热、助痰。患感冒、发热、头痛、咳嗽、咽痛时不宜食用鸡肉。鸡屁股（腔上囊）淋巴组织集中，有多种致癌有害物质，不可食用。

鸡肉味甘，性温。具有补中益气、养精填髓等功效。用于虚劳羸瘦、胃弱少食、气血两亏、体倦乏力、腰膝酸软、崩漏带下、产后病后体虚、产后少乳、消渴症、水肿、尿频、腹泻下痢等症。

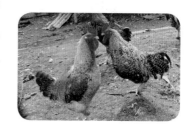

鸡胗

| 简介 |

鸡胗又称鸡肫，为雉科动物家鸡的胃。用刀将鸡胗剖开，用清水冲洗干净，撕去鸡胗里面的黄色膜后方可制作菜肴。主要用于卤制、红烧、清炖。也可将鸡胗切成薄片后爆炒。鸡胗里面的黄色膜，中医称为鸡内金。

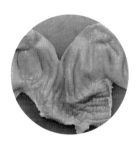

| 营养成分 |

每 100 克含量				
蛋白质 19.2 克	脂肪 2.8 克	碳水化合物 4 克	维生素 A 36 微克	维生素 B_1 0.04 毫克
维生素 B_2 0.09 毫克	维生素 B_3 3.4 毫克	维生素 E 0.87 毫克	钾 272 毫克	钠 74.8 毫克
钙 7 毫克	镁 15 毫克	铁 4.4 毫克	锌 2.76 毫克	锰 0.06 毫克
铜 2.11 毫克	磷 135 毫克	硒 10.54 微克	胆固醇 174 毫克	热量 118 千卡

| 保健功效 |

鸡胗为红肌肉，蛋白质含量丰富，脂肪含量低，易于消化吸收，适合脾胃弱、消化不良者食用，也很适合肥胖症和消渴症者食用。鸡胗富含铁元素，对改善贫血十分有益。鸡内金含有蛋白质、胃激素、消化酶等成分，是一味很好的消化剂，对积食腹满、消化不良、反胃、腹胀等有良好的食疗效果。

鸡胗味甘、涩，性平。具有消积滞、解热除烦等功效。用于食积腹胀、呕吐反胃、泻痢、疳积、遗尿、口疮、消渴等症。

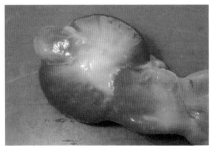

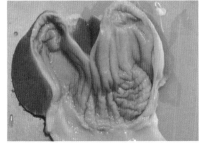

鸡肝

| 简介 |

鸡肝为雉科动物家鸡的肝脏。鸡的肝脏是储存营养和解毒的器官。鸡肝买回后应在清水中浸泡30分钟以上，并多次换水，清洗干净后方可制作菜肴。主要用于卤制、炒食、煮汤等。

| 营养成分 |

每100克含量				
蛋白质 16.6 克	脂肪 4.8 克	碳水化合物 2.8 克	维生素 A 9.414 毫克	维生素 B$_1$ 0.33 毫克
维生素 B$_2$ 1.1 毫克	维生素 B$_3$ 11.9 毫克	维生素 E 1.88 毫克	钾 222 毫克	钠 92 毫克
钙 7 毫克	镁 16 毫克	铁 12 毫克	锌 2.4 毫克	锰 0.24 毫克
铜 0.32 毫克	磷 263 毫克	硒 38.55 微克	胆固醇 356 毫克	热量 121 千卡

| 保健功效 |

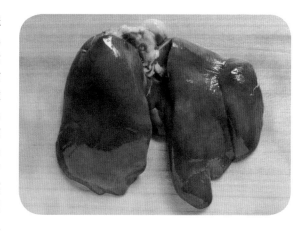

鸡肝含有丰富的铁量，可预防缺铁性贫血。鸡肝含有丰富的维生素A，可保护视力，预防夜盲症，特别适合儿童和从事电脑工作者食用。鸡肝为高蛋白、低脂肪食物，肉质细嫩，容易被人体消化吸收。经常适量食用鸡肝，可提高机体免疫力。鸡肝胆固醇含量高，患有心脑血管疾病者不宜多食，健康人也不宜经常大量食用鸡肝。

鸡肝味甘，性微温。具有补肝肾、补血明目、抗衰老等功效。用于肝虚目暗、夜盲症、目翳、贫血、小儿疳积、羸瘦黄萎、肺结核、小儿体质虚弱等症。

鸡翅

| 简介 |

鸡翅又称鸡翼、鸡翅膀等，为雉科动物家鸡的翅膀。现代人在加工过程中往往把鸡翅膀切割分成翅尖、翅中、翅根三部分出售，以翅中部为最好。买回的鸡翅要清除残存在皮肤上的鸡毛，用清水冲洗干净后方可烹制菜肴。鸡翅是人们日常生活中经常食用的禽肉之一。主要用于红烧、清炖等。常见菜肴有红烧鸡翅、清炖鸡翅、啤酒炖鸡翅等。

| 营养成分 |

每 100 克含量				
蛋白质 17.4 克	脂肪 11.8 克	碳水化合物 4.6 克	维生素 A 68 微克	维生素 B_1 0.01 毫克
维生素 B_2 0.11 毫克	维生素 B_3 5.3 毫克	维生素 E 0.25 毫克	钾 205 毫克	钠 50.8 毫克
钙 8 毫克	镁 17 毫克	铁 1.3 毫克	锌 1.12 毫克	锰 0.03 毫克
铜 0.05 毫克	磷 161 毫克	硒 11 微克	胆固醇 113 毫克	热量 194 千卡

| 保健功效 |

鸡翅集皮、骨、肉为一体，蛋白质和脂肪含量适中，其营养价值比单纯鸡肉要高，而且烹制时容易熟烂，有利于人体消化吸收，有滋补强壮身体的作用。凡体质虚弱、畏寒者均适合食用。鸡翅为温热性食物，多食易生热、助痰。患有肥胖症、热病者不宜多食。

鸡翅味甘，性温。具有补中益气、养精填髓等功效。用于虚劳羸瘦、胃弱少食、气血两亏、体倦乏力、腰膝酸软、崩漏带下、产后病后体虚、产后少乳、消渴症、水肿、尿频、腹泻下痢等症。

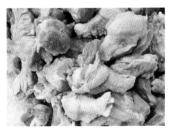
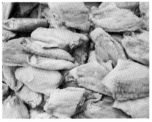
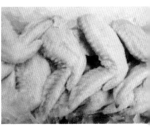

鸡翅根部　　　　　　　　　　鸡翅中段　　　　　　　　　　鸡翅尖

鸡腿

| 简介 |

鸡腿又称鸡大腿、琵琶腿等，为雉科动物家鸡的大腿。市场买回的鸡腿，要清除残留在皮肤上的鸡毛，用清水冲洗干净后方可烹制菜肴。鸡腿是人们日常生活中经常食用的禽肉之一。主要用于红烧、清炖等。常见菜肴有红烧鸡腿、盐焗鸡腿、烤鸡腿等。

| 营养成分 |

每100克含量					
蛋白质 16.4 克	脂肪 13 克	维生素 A 44 微克	维生素 B$_1$ 0.02 毫克	维生素 B$_2$ 0.14 毫克	维生素 B$_3$ 6 毫克
钾 242 毫克	钠 242 毫克	钙 6 毫克	镁 34 毫克	铁 1.5 毫克	锌 1.12 毫克
锰 0.03 毫克	铜 0.09 毫克	磷 172 毫克	硒 12.4 微克	胆固醇 162 毫克	热量 181 千卡

| 保健功效 |

鸡腿蛋白质和脂肪含量适中，容易被人体消化吸收，可强壮身体，适合体质虚弱者食用。鸡腿含有胶原蛋白，炖煮过程中所含的胶原蛋白可转化成明胶，明胶能结合许多水分，可增强细胞生理代谢，改善机体生理功能和皮肤组织细胞的储水功能，增强皮肤的弹性和韧性，延缓衰老。鸡腿为温热性食物，多食易生热、助痰。患有感冒发热、内火偏旺、痰湿偏重、肥胖、热毒疗肿、胆囊炎、胆结石、高血压、高脂血症者不宜多食或忌食。

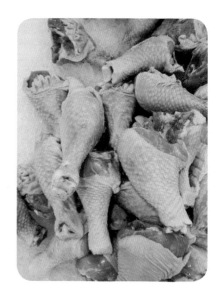

鸡腿味甘，性温。具有益气补精、填髓、强筋骨、健脾胃、活血脉等功效。用于体虚瘦弱、食欲减退、体倦乏力、头晕、心悸、贫血、水肿、畏寒怕冷、月经不调、产后缺乳、小便频数、消渴等症。

鸡爪

| 简介 |

鸡爪又称鸡脚、凤爪等，为雉科动物家鸡的鸡脚掌。鸡爪是人们日常生活中经常食用的肉类食品之一。主要用于红烧、卤制、清炖等。常见菜肴有泡椒凤爪、卤凤爪等。

| 营养成分 |

鸡爪含蛋白质、脂肪、碳水化合物、维生素A、B族维生素、维生素E、钾、钙、铁、锌、镁、磷、硒等成分。

| 保健功效 |

鸡爪为高蛋白、高热量食物。鸡爪富含胶原蛋白，在炖煮过程中胶原蛋白可转化成明胶，有利于人体吸收，可增强皮肤的弹性和韧性，延缓衰老、强筋健骨。

鸡爪味甘，性平。具有益气健脾、舒筋壮骨等功效。用于身体虚弱、腿脚无力、风湿痹痛、脚气、水肿等症。

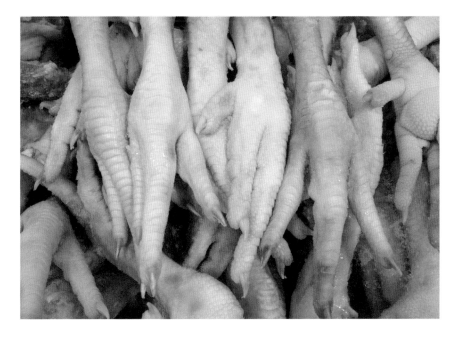

鸡血

| 简介 |

鸡血为雉科动物家鸡的血液。杀鸡时可获取血液。市场上一般是出售用鸡血制作成的血豆腐。鸡血主要用于煮食或炖食，血豆腐用于炒食或做涮火锅的配料。

| 营养成分 |

鸡血含蛋白质、脂肪、碳水化合物、维生素A、B族维生素、维生素E、钾、钙、铁、锌、镁、铜、锰、磷、硒等成分。

| 保健功效 |

鸡血含有丰富的铁元素，铁是血红蛋白的重要组成部分，是人体不可缺少的矿物质元素，人体缺铁会引起贫血症，适当食用鸡血可预防缺铁性贫血。鸡血含有维生素K（凝血维生素），可帮助凝血止血，有利于伤口愈合。鸡血含胆固醇较高，不宜过多食用。

鸡血味咸，性平。具有祛风、活血、通络等功效。用于妇女血虚、崩漏、贫血、支气管炎、咳嗽、痰多、哮喘、口面㖞斜等症。

野鸡肉

| 简介 |

野鸡又称山鸡、雉鸡，为雉科动物。市场出售或农家乐食用的野鸡为人工饲养的野鸡。野鸡肉味道极其鲜美，为珍贵禽肉。主要用于炖食、烤食等。常见菜肴有烤野鸡、清炖野鸡等。

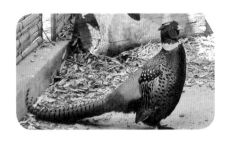

| 营养成分 |

野鸡肉含蛋白质、氨基酸、脂肪、碳水化合物、B族维生素、维生素 C、多种矿物质等成分。

| 保健功效 |

野鸡肉蛋白质含量高达40%，是普通鸡肉的2.5倍，脂肪含量很低，胆固醇含量也极低，比家鸡营养更加丰富，对人体有非常好的滋补作用。

野鸡味甘，性平。具有补中益气、健脾胃、润燥止渴等功效。用于脾胃虚弱、病后或产后体虚、营养不良、胸腹胀满、口干、消渴、神疲力乏、小便数频、下痢等症。

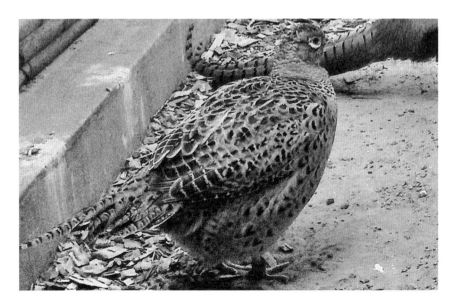

鹌鹑

| 简介 |

　　鹌鹑又称鹑鸟、无尾鹌鹑、秃尾巴鹌鹑等，为雉科动物。我国各地有人工饲养。鹌鹑营养丰富，有"动物人参"之称。主要用于炖食、红烧、烧烤等。常见菜肴有香酥鹌鹑、烤鹌鹑、清炖鹌鹑等。

| 营养成分 |

　　鹌鹑含蛋白质、脂肪、碳水化合物、维生素A、B族维生素、维生素E、多种矿物质等成分。

| 保健功效 |

　　鹌鹑肉富含卵磷脂和脑磷脂，有维护神经、降低血液中胆固醇、健脑益智作用。常食鹌鹑可辅助治疗高血压、动脉硬化、贫血、消渴等症。

　　鹌鹑味甘，性平。具有健脾胃、补五脏、壮筋骨等功效。用于体虚贫血、头晕眼花、肺虚咳嗽、小儿疳积、痢疾、腹泻等症。

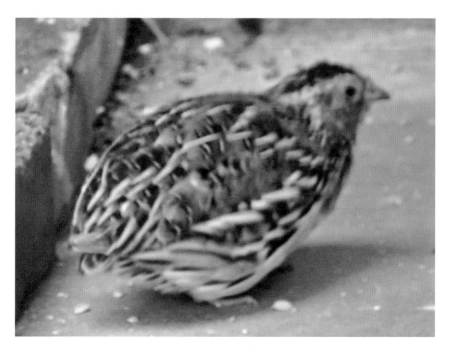

鸭科

鸭肉

| 简介 |

鸭又称鹜、舒凫、家凫等。鸭肉为鸭科动物家鸭去除内脏的肉体。我国各地均有养殖。鸭肉是人们常说的"鸡鸭鱼肉"四大荤中的一荤，是人们经常食用的肉食。主要用于卤制、烤制、炖食、煮汤、熏制等。常见著名菜肴有北京烤鸭、江南香酥鸭、樟茶鸭、南京板鸭等。

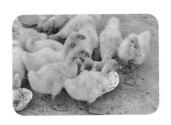

| 营养成分 |

每 100 克含量				
蛋白质 15.5 克	脂肪 19.7 克	碳水化合物 0.2 克	维生素 A 52 微克	维生素 B_1 0.08 毫克
维生素 B_2 0.22 毫克	维生素 B_3 4.2 毫克	维生素 E 0.27 毫克	钾 191 毫克	钠 69 毫克
钙 6 毫克	镁 14 毫克	铁 2.2 毫克	锌 1.33 毫克	锰 0.06 毫克
铜 0.21 毫克	磷 122 毫克	硒 12.25 微克	胆固醇 94 毫克	热量 240 千卡

| 保健功效 |

鸭肉中脂肪含量适中，分布较均匀，含有丰富的不饱和脂肪酸和短链脂肪酸，熔点低，易于消化吸收，可降低胆固醇，保护心脑血管。鸭肉富含B族维生素，对脚气、神经炎和多种炎症等有食疗作用。鸭肉为凉性食物，适合体热、体质虚弱、水肿、大便干燥者食用。患有脾胃虚弱、化脓溃疡、腹泻、腹部冷痛、腰痛、痛经者不宜食用。

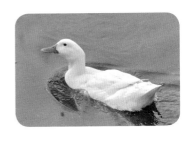

鸭肉味甘、咸，性凉。具有滋阴补血、健脾益胃、利水消肿、定惊、清热等功效。用于阴虚血亏、肺结核潮热、咳嗽、水肿、胀满、夜卧不宁、惊痫、小便不利等症。

鸭胗

| 简介 |

鸭胗又称鸭肫、鸭素子等，为鸭科动物鸭的胃。鸭胗为鸭子的消化器官，由瘦肌肉组成，其内壁膜称鸭内金，黄绿色。鸭胗是大众化的食物。主要用于炖食、红烧、卤制等。

| 营养成分 |

鸭胗含蛋白质、脂肪、碳水化合物、维生素A、B族维生素、维生素E、钾、钙、铁、锌、镁、铜、锰、磷、硒等成分。

| 保健功效 |

鸭胗为瘦肌肉，蛋白质含量高，脂肪含量极低，热量不高，适合于体热、肥胖者和消渴者食用。鸭胗富含铁，可预防缺铁性贫血。鸭内金（鸭肫皮）晒干微炒研末水冲服，可用于噎隔反胃、消化不良。

鸭胗味甘，性平。具有补血、健胃等功效。用于贫血、消化不良、食欲不振等症。

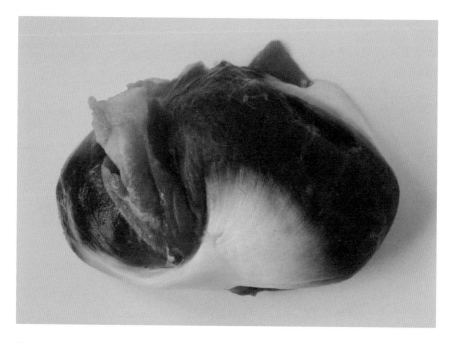

鸭血

|简介|

鸭血为雉科动物家鸭的血液。杀鸭子时获取。市场上出售的是用鸭血做成的血豆腐块。鸭血与鸡血、猪血比较更为细嫩。主要用于与其他食材一起炒食、炖食，作火锅的配料等。常见菜肴有洋葱青椒炒鸭血等。

|营养成分|

鸭血含蛋白质、脂肪、碳水化合物、B族维生素、维生素E、钾、钙、铁、锌、镁、铜、锰、磷、硒等成分。

|保健功效|

鸭血含有丰富的铁元素，可预防治疗缺铁性贫血。鸭血属寒性食物，脂肪含量极低，热量不高，适合体热和肥胖者食用。

鸭血味咸，性寒。具有补血、解毒等功效。用于血虚体弱、劳伤吐血、脑卒中、妇女经期潮热等症。

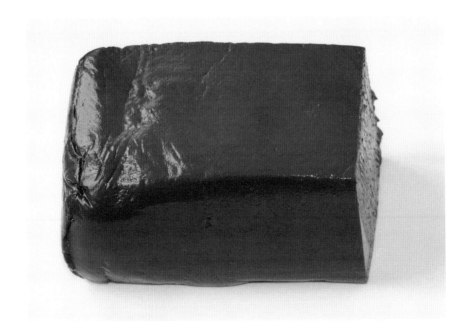

野鸭肉

| 简介 |

野鸭又称水鸭、麻鸭、绿头鸭、凫等，野鸭肉为鸭科动物野鸭除去内脏的肉体。我国各地有分布。市场上出售或农家乐食用的野鸭为人工养殖的野鸭。野鸭肉与家鸭肉的营养差别不大，但鲜美味道更加浓厚。主要用于红烧、炖食、烤食、煮汤等。常见菜肴有红烧野鸭、丁香野鸭、冬笋野鸭、桃仁炸野鸭等。

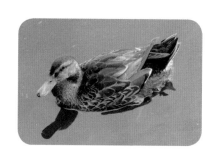

| 营养成分 |

每100克含量					
蛋白质 14.3 克	脂肪 30.9 克	碳水化合物 6.1 克	维生素 A 238 微克	维生素 B₁ 0.05 毫克	维生素 B₂ 0.11 毫克
维生素 E 0.13 毫克	钾 109 毫克	钠 61.6 毫克	钙 4 毫克	镁 16 毫克	铁 3 毫克
锌 1.9 毫克	锰 0.09 毫克	铜 0.29 毫克	磷 122 毫克	胆固醇 143 毫克	热量 360 千卡

| 保健功效 |

野鸭肉蛋白质和脂肪含量适中，分布较均匀，易被人体消化吸收。野鸭肉属凉性食物，特别适合夏天食用，既可进补又不宜上火，凡体热、体质虚弱、水肿、大便干燥者均可食用。野鸭肉富含多种维生素，特别是维生素A的含量较高，可促进机体发育、维护神经和循环系统、保护视力、抗氧化、滋润肌肤、提高机体免疫力。患有脾胃虚弱、化脓溃疡、腹泻、腹部冷痛、腰痛、痛经者不宜食用。鸭肉忌与核桃、甲鱼、木耳、荞麦同食。

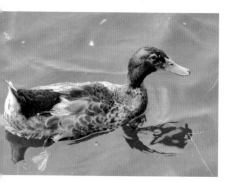

野鸭味甘、咸，性凉。具有补中益气、健胃消食、利水消肿等功效。用于身体虚弱、食欲不振、肾炎水肿等症。

鹅肉

| 简介 |

鹅又称舒雁、家雁等，鹅肉为鸭科动物鹅去除羽毛和内脏的肉体。鹅为大形家禽，嘴扁阔，前额有肉瘤凸起，黄色；颈长，常呈弓伸状；体躯宽壮，胸部丰满；尾部短，有脂囊；羽毛白色或灰色；脚大有蹼，黄色或灰黄色。我国各地均有养殖。鹅肉鲜嫩松软，清香而不腻。主要用于卤制、烤制、煮汤等。常见菜肴有广东烧鹅、炭烧鹅等。

| 营养成分 |

每100克含量				
蛋白质 17.9 克	脂肪 19.9 克	维生素 A 42 微克	维生素 B_1 0.07 毫克	维生素 B_2 0.23 毫克
维生素 B_3 4.9 毫克	维生素 E 0.22 毫克	钾 232 毫克	钠 58.8 毫克	钙 4 毫克
镁 18 毫克	铁 3.8 毫克	锌 1.36 毫克	锰 0.04 毫克	铜 0.43 毫克
磷 144 毫克	硒 17.7 微克		胆固醇 74 毫克	热量 251 毫克

| 保健功效 |

鹅肉含有优质蛋白质，富含多种人体必需氨基酸、维生素和矿物质，而且胆固醇含量较低，可补充人体营养，适合身体虚弱、气血不足、慢性支气管炎、肺气肿、消渴者食用。鹅肉搭配白萝卜，适合慢性支气管炎、肺气肿患者食用。鹅肉搭配冬瓜，适合慢性肾炎水肿者食用。古人有"喝

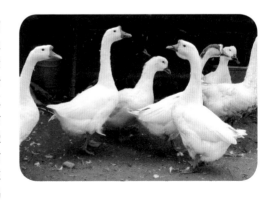

鹅汤、吃鹅肉，一年四季不咳嗽"之谚语，说明鹅肉对咳嗽有预防和食疗作用。患有湿热内蕴、皮肤病、瘙痒症、淋巴结核及痼疾者不宜食用。

鹅肉味甘，性平。具有益气补虚、利五脏、和胃止渴、止咳祛痰等功效。用于虚弱羸瘦、面色无华、浮肿、咳嗽痰喘、消渴症、大便溏稀等症。

鸠鸽科

鸽子肉

| 简介 |

鸽子又称鹁鸽、飞努、白凤，我国各地均有养殖。鸽子肉为鸠鸽科动物家鸽去除内脏的肉体。市场上出售的鸽子为人工饲养的肉鸽，也叫菜鸽。民间有"一鸽胜九鸡"之说。主要用于卤制、烤制、炖汤等。常见菜肴有脆皮乳鸽、油焖鸽子、鸽肉馅饼等。

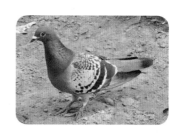

| 营养成分 |

每100克含量				
蛋白质 16.5克	脂肪 14.2克	碳水化合物 1.7克	维生素A 53微克	维生素B$_1$ 0.06毫克
维生素B$_2$ 0.2毫克	维生素B$_3$ 6.9毫克	维生素E 1毫克	钾 334毫克	钠 63.6毫克
钙 30毫克	镁 27毫克	铁 3.8毫克	锌 0.82毫克	锰 0.05毫克
铜 0.24毫克	磷 136毫克	硒 11.1微克	胆固醇 99毫克	热量 201千卡

| 保健功效 |

鸽子肉富含优质蛋白质，为高级滋补品。鸽子为"甜血动物"，贫血人食用后有助于康复。鸽肉中含有维生素B$_5$(泛酸)，可调节神经系统、降低血液中的胆固醇。鸽肝中含有胆素，可防止动脉硬化。乳鸽骨中含有软骨素，可增强皮肤细胞活力和皮肤弹性，改善血液循环。乳鸽含有丰富的支链氨基酸和精氨酸，可促进体内蛋白质的合成，可加快创伤愈合。常吃鸽子肉可健脑益智，预防神经衰弱和记忆力减退。

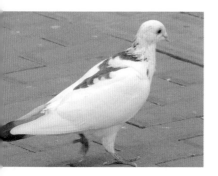

鸽肉味甘、咸，性平。具有补肾益气、祛风解毒等功效。用于虚弱羸瘦、阳痿、早泄、妇女血虚经闭、恶疮疥癣、消渴等症。

斑鸠肉

|简介|

斑鸠又称祝鸠、鹘鸠、斑鷦、锦鸠等。斑鸠肉为鸠鸽科动物山斑鸠或珠颈斑鸠去除内脏的肉体。山斑鸠我国各地有分布。珠颈斑鸠主要分布我国东部，西至陕西、四川等地。斑鸠亦可人工养殖。东南亚等地的食品街中常见有油炸斑鸠出售。斑鸠肉肉质细嫩，营养丰富，为飞禽肉中之上品。

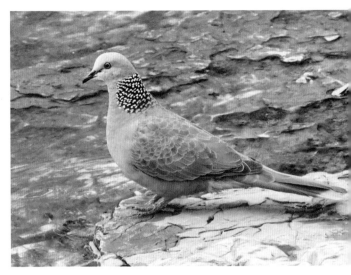

珠颈斑鸠

主要用于卤制、烤制、油炸、炖汤等。常见菜肴有油淋斑鸠、洋葱炒斑鸠、炸溜斑鸠等。

|营养成分|

斑鸠肉蛋白质含量21.4%，脂肪含量8.5%，碳水化合物含量2.2%，尚含氨基酸、肽类、甾类、多种维生素和矿物质等成分。

|保健功效|

斑鸠肉为红瘦肉，富含蛋白质、氨基酸等多种营养成分，肉质细嫩，易于被人体消化吸收，适合久病体弱、肥胖者和儿童食用。斑鸠肉富含铁等矿物质，可预防缺铁性贫血、促进身体生长发育。经常食用斑鸠肉有益气养生、滋补肝肾、明目作用。

斑鸠味甘、咸，性平。具有补气养血、强壮筋骨、明目等功效。用于久病虚弱、气虚乏力、眼目昏花、视力减退、肝肾不足、筋骨不健、呃逆等症。

鸵鸟科

鸵鸟

| 简介 |

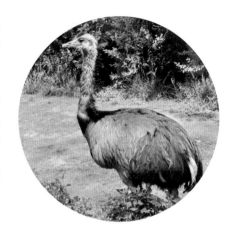

鸵鸟又称非洲鸵鸟，为鸵鸟科动物。鸵鸟是世界上最大的鸟类，不会飞行。鸵鸟身高可达200～250厘米；头部喙扁平，头及面部被短毛；翼羽和尾羽蓬松柔软下垂；腿部裸露，脚趾有角质肉垫，奔跑时速可达60千米。鸵鸟原产非洲。栖息在沙漠、半沙漠及草原等地带，不迁徙，以植物性食物为生。我国部分地区有规模化饲养。鸵鸟肉和蛋均可食用，常为宾馆饭店的美味佳肴招待贵宾。

| 营养成分 |

每100克鸵鸟肉含蛋白质20.16克，脂肪7.4克，钙23.3毫克，铁9.8毫克，锌8.2毫克，硒11.31毫克，胆固醇9.08毫克，尚含赖氨酸、蛋氨酸等多种氨基酸、维生素和其他矿物质等成分。

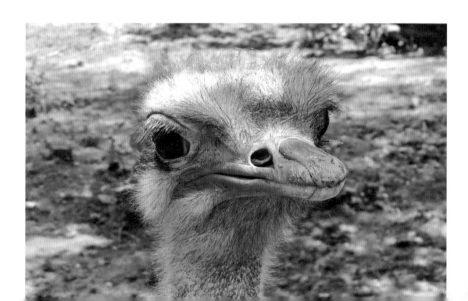

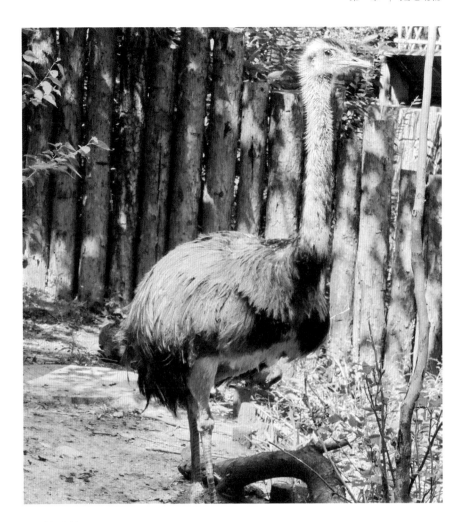

| 保健功效 |

　　鸵鸟肉蛋白质含量高于其他畜禽肉类。脂肪低于猪肉和鸡肉，与牛羊肉相接近。胆固醇低于其他畜禽肉。钙的含量高于其他畜禽肉。不饱和脂肪酸高于其他畜禽肉。食用鸵鸟肉更有利于健康。

　　鸵鸟肉具有补血益肾、祛风退热、补精填髓、调经止带等功效。用于虚劳羸瘦、久病体虚、骨蒸劳热、腰膝酸痛、遗精、消渴、肾虚、水肿、久泻久痢、崩漏带下、小便频数、产后少乳、肝硬化腹水等症。鸵鸟蛋有补肾益气、解疮毒等功效。用于肾虚、经少血虚、麻疹等症。

[第三节 禽蛋类]

雉科

鸡蛋

| 简介 |

鸡蛋又称鸡子、鸡卵，为雉科动物母鸡所产的蛋。鸡蛋由蛋壳、内膜、气室、蛋白和蛋黄组成。鸡蛋有白壳鸡蛋和红壳鸡蛋，其营养成分和食用价值无明显差异。鸡蛋是人们日常生活中食用量最大的蛋品。主要用于炒食、煮食、蒸食、煎食、做汤等。也是制作糕点等的原料。

| 营养成分 |

每 100 克含量				
蛋白质 12.8 克	脂肪 11.1 克	碳水化合物 1.3 克	维生素 A 194 微克	维生素 B_1 0.13 毫克
维生素 B_2 0.32 毫克	维生素 B_3 0.2 毫克	维生素 E 2.29 毫克	钾 121 毫克	钠 125.7 毫克
钙 44 毫克	镁 11 毫克	铁 2.3 毫克	锌 1.01 毫克	锰 0.04 毫克
铜 0.07 克	磷 182 毫克	硒 15 微克	胆固醇 585 毫克	热量 156 千卡

| 保健功效 |

鸡蛋被称为人类理想的"营养库"。鸡蛋白和蛋黄所含的营养成分不同。鸡蛋白占鸡蛋体积的57% ～58.5%。蛋白中主要是卵白蛋白，蛋白中还含有维生素 B_2（核黄素）、维生素 B_3（烟酸、尼克酸）、维生素 H（生物素）、钙、磷、铁等矿物质。鸡蛋黄中含有卵黄磷蛋白、卵磷脂、维生素A（视黄醇）、维生素D（骨化醇）、铁、磷、硫、钙等矿物质。所含的卵磷脂，对神经系统和身体发育有很大作用，可促进肝细胞再生、健脑益智、改善记忆力。蛋黄中胆固醇含量较高，不宜过多食用。患有宿食积滞者应忌食。

鸡蛋味甘，性平。具有滋阴润燥、养血安胎等功效。用于体虚羸瘦、热病烦闷、燥咳声哑、咽痛、目赤、小儿疳积、胎动不安、产后口渴、下痢、烫伤等症。

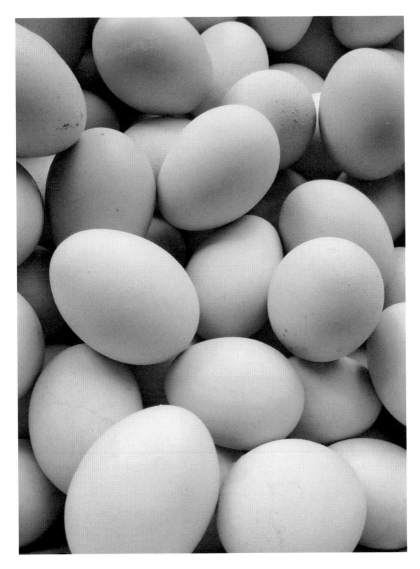

乌鸡蛋

| 简介 |

乌鸡蛋是雉科动物乌骨鸡所产的蛋。乌鸡蛋比鸡蛋个头小，蛋壳颜色淡青色或白色。乌鸡蛋的市场售价比鸡蛋高数倍。主要用于炒食、煮食、蒸食、煎食、做汤等。

| 营养成分 |

每 100 克含量				
蛋白质 20 克	脂肪 6.7 克	碳水化合物 1.6 克	维生素 A 11 微克	维生素 B_1 0.04 毫克
维生素 B_2 0.08 毫克	维生素 B_3 5.4 毫克	维生素 B_6 0.04 毫克	维生素 B_{12} 0.08 毫克	维生素 D 0.242 毫克
维生素 H 18 微克	钾 249 毫克	钙 839 毫克	铁 24.8 毫克	锌 10.16 毫克
镁 51 毫克	铜 0.45 毫克	磷 522 毫克	硒 36 微克	胆固醇 106 毫克	热量 162 千卡

| 保健功效 |

乌鸡蛋的营养价值比普通鸡蛋高。乌鸡蛋富含维生素 B_6（吡哆素）、维生素 B_{12}（钴胺素）、维生素 H（生物素）、维生素 D（骨化醇）。乌鸡蛋中所含的铁、钙、磷、镁等元素远高于普通鸡蛋。经常食用乌鸡蛋，有助于促进人体骨骼的生长发育、改善骨髓造血功能、提高血液中血红素的含量、预防贫血、滋润皮肤、保护神经系统、促进酯类代谢、延缓衰老、提高免疫力等作用。乌鸡蛋的胆固醇含量比普通鸡蛋低很多，更有利于人体健康。乌鸡蛋虽好，但不得一次

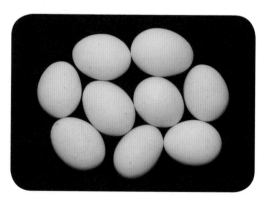

过多食用，否则会积食加重胃肠消化负担。乌鸡蛋不宜与白糖、豆浆或兔肉同食。

乌鸡蛋味甘，性平。具有健体强身、滋补肝肾、养血痛经等功效。用于体虚羸瘦、食欲不振、皮肤干燥、产后少乳、咽痛、目赤、小儿疳积、消渴、贫血、骨质疏松等症。

鹌鹑蛋

| 简介 |

鹌鹑蛋又称鹌鹑卵、鹑鸟蛋，为雉科动物鹌鹑所产的蛋。鹌鹑蛋个头较小，单个重量大在5克左右，蛋壳表面有许多不规则的黑褐色斑。鹌鹑蛋是人们经常食用的蛋类之一。主要用于煮食、蒸食、做拼盘菜肴的配料等。

| 营养成分 |

每100克含量				
蛋白质 12.8 克	脂肪 11.1 克	碳水化合物 2.1 克	维生素 A 337 微克	维生素 B_1 0.11 毫克
维生素 B_2 0.49 毫克	维生素 B_3 0.1 毫克	维生素 E 3.08 毫克	钾 138 毫克	钠 106.6 毫克
钙 47 毫克	镁 11 毫克	铁 3.2 毫克	锌 1.61 毫克	锰 0.04 毫克
铜 0.09 毫克	磷 180 毫克	硒 25.5 微克	胆固醇 515 毫克	热量 160 千卡

| 保健功效 |

鹌鹑蛋为价廉物美的滋补食疗营养品，有"蛋中佳品"之称，有很好的护肤美容作用。鹌鹑蛋中维生素B_2的含量明显高于鸡蛋，可促进身体生长发育。鹌鹑蛋含有丰富的卵磷脂和脑磷脂，卵磷脂的含量比普通鸡蛋高3～4倍，可为神经系统提供营养物质，提高脑细胞活化程度，具有健脑益智、滋润肌肤、养颜等作用。儿童经常食用鹌鹑蛋有利于促进大脑生长发育。鹌鹑蛋含胆固醇较高，

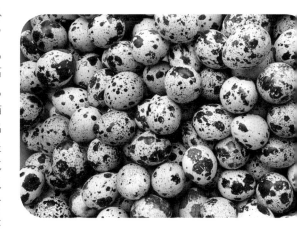

一次不可过多食用。鹌鹑蛋不宜与螃蟹同食，不易于消化吸收。

鹌鹑蛋味甘，性平。具有补气益血、强身健脑、润肤等功效。适用于高血压、支气管炎、结核病、月经不调等症。

鸭科

鸭蛋

| 简介 |

　　鸭蛋又称鸭卵，为鸭科动物家鸭所产的蛋，鸭蛋比鸡蛋个头稍大，蛋壳青绿色。鸭子生活在水中，主要以水生物为食，因而新鲜鸭蛋具有腥味，常被人们用来做咸鸭蛋食用。新鲜鸭蛋也可煮食或炒食。咸鸭蛋是人工将鲜鸭蛋用盐腌制而成的。腌制后蛋白质被分解为氨基酸。腌制时间较长的鸭蛋，会产生蛋黄油，吃起来口味更佳。

| 营养成分 |

每 100 克鲜蛋含量					
蛋白质 12.6 克	脂肪 13 克	碳水化合物 3.1 克	维生素 A 261 微克	维生素 B_1 0.17 毫克	维生素 B_2 0.35 毫克
维生素 B_3 0.2 毫克	维生素 B_9 125.4 微克	维生素 E 5 毫克	钾 135 毫克	钠 106 毫克	钙 62 毫克
镁 13 毫克	铁 2.9 毫克	锌 1.67 毫克	锰 0.04 毫克	铜 0.11 毫克	磷 226 毫克
硒 15.7 微克		胆固醇 565 毫克		热量 180 千卡	

| 保健功效 |

　　鸭蛋含有丰富的矿物质，尤其是铁、钙的含量高于鸡蛋，有利于骨骼发育和预防贫血症。维生素A的含量也明显高于鸡蛋，有利于保护视力。鸭蛋中维生素B_2和维生素B_9（叶酸）含量丰富，是补充B族维生素较理想的食物。鸭蛋胆固醇含量高，不宜多食。患有高血压、高血脂、动脉硬化、脂肪肝者应忌食。

　　鸭蛋味甘，咸，性凉。具有滋阴、清肺、平肝、止泻等功效。用于阴虚肺燥、咳嗽少痰、胸膈结热、肝火眩晕、头痛、咽痛、大便干燥、手足心热等症。

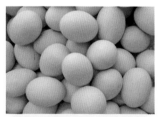

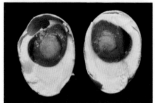

腌制后的咸鸭蛋

松花蛋

简介

松花蛋又称皮蛋、变蛋、彩蛋，是经过人工用石灰、碱面、食盐、黄丹粉、草木灰、黄泥、稻壳等材料烧制后的鸭蛋食品。因剥开蛋壳后呈棕褐色半透明胶冻状的蛋白中常有松针状的结晶花纹而得名。松花蛋是人们经常食用的蛋品之一。

营养成分

每 100 克含量				
蛋白质 14.2 克	脂肪 10.7 克	碳水化合物 4.5 克	维生素 A 215 微克	维生素 B$_1$ 0.06 毫克
维生素 B$_2$ 0.18 毫克	维生素 B$_3$ 0.1 毫克	维生素 E 3.05 毫克	钾 152 毫克	钠 542.7 毫克
钙 63 毫克	镁 13 毫克	铁 3.3 毫克	锌 1.48 毫克	锰 0.06 毫克
铜 0.12 毫克	磷 165 毫克	硒 25.24 微克	胆固醇 608 毫克	热量 171 千卡

保健功效

腌制后的松花蛋中所含的氨基酸比鲜鸭蛋高出十几倍。矿物质含量较鲜鸭蛋有所增加，脂肪含量和总热量均有所下降。蛋白质分解后的产物氨和硫化氢使松花蛋具有独特风味，可刺激消化器官、增进食欲，使营养易于消化吸收，并有中和胃酸、降血压等作用。吃皮蛋瘦肉粥，有缓解疲劳的作用。松花蛋含有铅元素，不宜过多食用。采用新工艺生产的松花蛋不含铅，有益于健康。

松花蛋味甘、咸，性凉。具有滋阴润肺、平肝降压等功效。用于阴虚火旺、高血压、耳鸣、眩晕、暑热烦渴、牙痛、眼痛等症。

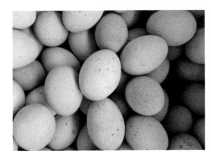
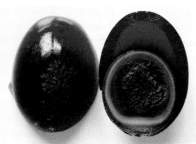

鹅蛋

| 简介 |

　　鹅蛋是鸭科动物家鹅所产的蛋。鹅蛋单个重量可达250克左右。鹅产蛋率低，市场供应较少，售价高。鹅为植食性动物，常在水中游动，鹅蛋吃起来略有草腥味，口感不如鸡蛋和鸭蛋细腻，日常生活中不经常食用。鹅蛋主要用于煮食、蒸食、炒食、煎食，以及做汤、腌制等。也可做糕点等的辅料。

| 营养成分 |

每100克含量				
蛋白质 11.1 克	脂肪 15.6 克	碳水化合物 2.8 克	维生素 A 192 微克	维生素 B_1 0.08 毫克
维生素 B_2 0.3 毫克	维生素 B_3 0.4 毫克	维生素 E 4.5 毫克	钾 74 毫克	钠 90.6 毫克
钙 34 毫克	镁 12 毫克	铁 4.1 毫克	锌 1.43 毫克	锰 0.04 毫克
铜 0.09 毫克	磷 130 毫克	硒 27.24 微克	胆固醇 704 毫克	热量 196 千卡

| 保健功效 |

　　鹅蛋中脂肪含量较高，口感较油润，风味独特。鹅蛋所含的蛋白质主要是卵蛋白和卵黄磷蛋白，容易被人体吸收。鹅蛋蛋黄中磷脂、铁、磷、钙等物质丰富，对人体营养平衡及健康极为有益。鹅蛋含胆固醇高，患有心脑血管疾病者不宜食用。发热不退、气滞积食者应暂时不食用鹅蛋。

　　鹅蛋味甘，性平。具有补中益气、催乳、降血压等功效。用于妇女产后缺乳、高血压等症。

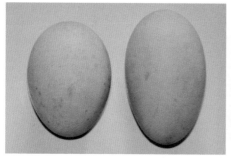
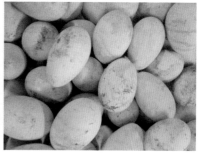

鸠鸽科

鸽子蛋

| 简介 |

鸽子蛋又称鸽卵，是鸠鸽科动物家鸽所产的蛋。鸽子蛋椭圆形或近圆形，蛋壳白色，表面光滑细腻，个头比乒乓球小。由于鸽子产蛋量低，市场售价昂贵，一般用于招待贵宾或伺奉病人食用。鸽子蛋煮熟后蛋白质为半透明状，口感细腻爽滑，营养丰富，为宴席上的高档菜肴。主要用于炒食、煮食、蒸食、煎食、做汤、做拼盘菜肴的配料等。常见菜肴有银耳鸽蛋汤、鸽蛋百合莲子汤等。

| 营养成分 |

鸽子蛋每100克含蛋白质9.5克、脂肪6.4克、碳水化合物1.7克、钙108毫克、磷117毫克，尚含维生素A、维生素B_1、维生素B_2、维生素D、多种矿物质等。

| 保健功效 |

鸽子蛋的营养价值高于普通鸡蛋，卵磷脂的含量比鸡蛋高3～4倍，是儿童、老年人、脑力劳动者、体弱、贫血、高血脂患者的补养佳品。鸽子蛋含有大量优质蛋白，钙、铁含量高于普通鸡蛋，并含有维生素D（骨化醇）等营养成分，经常食用可促进身体发育、增强皮肤弹性，特别适合妇女滋补养颜食用。患有食积胃热、性欲旺盛者不宜食用。

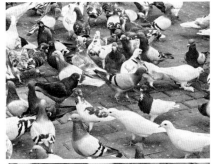
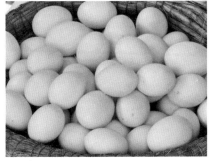

鸽子蛋味甘、咸，性平。具有补肝肾、益精气、解疮毒、助阳提神、养颜润肤等功效。用于肾亏气虚、营养不良、阳痿、腰膝酸软、疲乏无力、皮肤或伤口瘙痒、心悸头晕、失眠等症。

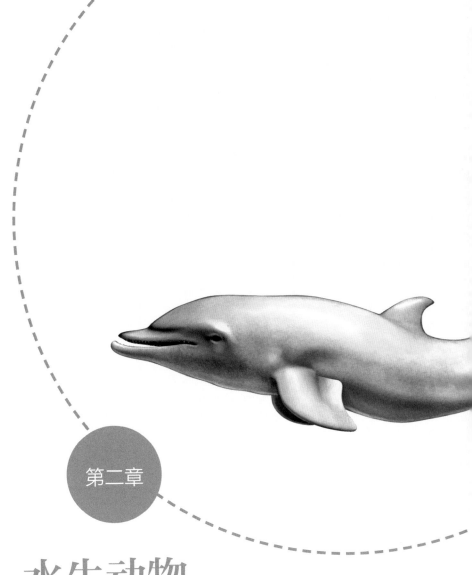

第二章

水生动物

[第一节　淡水鱼类]

鲤科

鲫鱼

| 简介 |

鲫鱼又称鲫瓜子、鲋鱼、喜头鱼等，为鲤科淡水鱼。我国各地均有分布，亦可人工养殖。鲫鱼个头不大，喜生活在水域的下层。民间有"冬鲫夏鲇"的俗语，说明秋冬季是吃鲫鱼最好的时节。鲫鱼肉质细嫩，营养丰富，是人们喜食的鱼类之一，以煮汤为佳。主要用于煮汤、油炸等。常见菜肴有酥焖鲫鱼、清炖鲫鱼、青蛤氽鲫鱼等。

| 营养成分 |

每 100 克含量				
蛋白质 17.1 克	脂肪 2.7 克	碳水化合物 3.8 克	维生素 A 17 微克	维生素 B$_1$ 0.04 毫克
维生素 B$_2$ 0.09 毫克	维生素 B$_3$ 2.5 毫克	维生素 E 0.68 毫克	钾 290 毫克	钠 41.2 毫克
钙 79 毫克	镁 41 毫克	铁 1.3 毫克	锌 1.94 毫克	锰 0.06 毫克
铜 0.08 毫克	磷 193 毫克	硒 14.3 微克	胆固醇 130 毫克	热量 108 千卡

| 保健功效 |

鲫鱼肉含有丰富的水溶性蛋白质和蛋白酶，易于人体消化吸收，可增强抗病力。鱼油中含有大量维生素A和脑黄金（DHA）等成分，可促进血液循环、降低胆固醇，预防动脉硬化、高血压、冠心病，健脑益智。鲫鱼可补胃和中、活血通络，妇女产后喝一些活鲜鲫鱼汤，有良好的催乳、增乳作用。鲫鱼腹内黄色的鱼子有补肝养目作用。感冒发热期间不宜食用。平时为阳盛体质或素有内热者不宜食用，否则易助热而生疮疡。食用鲫鱼前后忌喝茶水。

鲫鱼味甘，性平。具有滋阴补肾、补血安胎、健脾和胃、行水消肿、通乳等功效。用于脾胃虚弱、病后体虚、食少乏力、呕吐、腹泻、脾虚水肿、小便不利、产后缺乳、口疮、消渴等症。

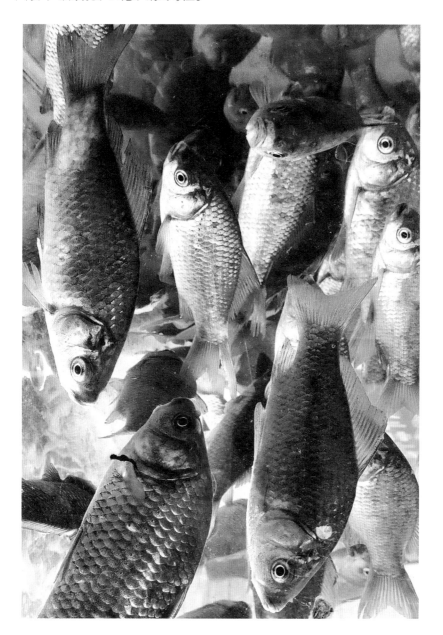

鲤鱼

| 简介 |

鲤鱼又称赤鲤鱼、红鲤鱼、鲤拐子等，为鲤科淡水鱼。我国大部地区有分布。鲤鱼为我国淡水养殖四大鱼种之一。鲤鱼喜生活在水域的中下层。民间有"鲤鱼跳龙门"之说，代表生机盎然、吉祥腾达、幸福美满之意。民间尚有"春鳜夏鲤"之说，夏季鲤鱼

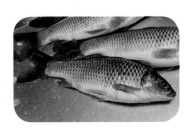

肥美，营养最丰富，是吃鲤鱼最佳的季节。
鲤鱼刺少肉厚，是人们日常生活中食用量最大的鱼类之一。主要用于红烧、煎炸、煮汤等。常见菜肴有红烧鲤鱼、糖醋鲤鱼、侉炖鲤鱼等。

| 营养成分 |

每100克含量				
蛋白质 17.6克	脂肪 4.1克	碳水化合物 0.5克	维生素A 25微克	维生素B_1 0.03毫克
维生素B_2 0.09毫克	维生素B_3 2.7毫克	维生素E 1.27毫克	钾 334毫克	钠 53.7毫克
钙 50毫克	铁 1毫克	锌 2.08毫克	镁 33毫克	锰 0.05毫克
铜 0.06毫克	磷 204毫克	硒 15.4微克	胆固醇 84毫克	热量 109千卡

| 保健功效 |

鲤鱼肉含有丰富的蛋白质和多种人体必需氨基酸，易于人体消化吸收，特别适合脾胃虚弱、孕妇胎动不安、妊娠性水肿者食用。鲤鱼肉中所含的脂肪多为不饱和脂肪酸，可降低胆固醇，预防动脉硬化、高血压、冠心病。所含的钾元素，可防治低钾血症。患有皮肤病者不宜多食或忌食。

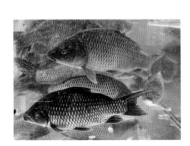

鲤鱼味甘，性平。具有补气养血、健脾和胃、利尿消肿、通乳等功效。用于脾胃虚弱、气血不足、食少乏力、水肿胀满、脚气、喘咳、小便不利、产后缺乳、黄疸等症。

鲢鱼

| 简介 |

鲢鱼又称白鲢、水鲢、花鲢、鳙鱼、胖头等，为鲤科淡水鱼。我国大部分地区有分布。鲢鱼为我国淡水养殖四大鱼种之一。鲢鱼喜生活在水域的中上层。民间有"鲢鱼吃大不吃小"之说，小鲢鱼细刺较多，容易卡喉咙，肉质细嫩绵软，大鲢鱼刺粗肉质也相对紧实。鲢鱼价廉物美，是人们日常生活中经常食用的鱼类之一。主要用于红烧、侉炖、煮汤等。常见菜肴有侉炖鲢鱼、鲢鱼炖豆腐等。

| 营养成分 |

每100克含量				
蛋白质 17.8 克	脂肪 3.6 克	维生素 A 20 微克	维生素 B$_1$ 0.03 毫克	维生素 B$_2$ 0.07 毫克
维生素 B$_3$ 2.5 毫克	维生素 E 1.23 毫克	钾 277 毫克	钠 57.5 毫克	钙 53 毫克
镁 23 毫克	铁 1.4 毫克	锌 1.17 毫克	锰 0.09 毫克	铜 0.06 毫克
磷 190 毫克	硒 15.7 微克		胆固醇 99 毫克	热量 104 千卡

| 保健功效 |

鲢鱼为高蛋白、低脂肪的食物，富含多种氨基酸和微量元素，肉质绵软细嫩，易于人体消化吸收。鲢鱼可作为脾胃虚弱、水肿、咳嗽等症的食疗品，特别适合胃寒疼痛、消化不良引起的慢性胃炎、水肿、产后乳汁缺少者食用。患有皮肤病、痈疽疔疮、无名肿毒、目赤肿痛者应忌食。

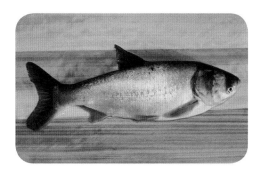

鲢鱼味甘，性温。具有健胃补脾、疏肝解郁、利尿消肿、滋润肌肤、通乳等功效。用于脾胃虚弱、食欲减退、瘦弱乏力、中气不足、大便溏泻、皮肤粗糙、妇女产后缺乳、水肿等症。

草鱼

| 简介 |

　　草鱼又称鲩鱼、草鲩、草包鱼、混子等，为鲤科淡水鱼。我国大部分地区有分布。草鱼为我国淡水养殖四大鱼种之一。草鱼喜生活在水域的中下层。秋季草鱼最肥，肉质细嫩、富有弹性，肉厚刺少，是人们日常生活中食用量最大的鱼类之一。主要用于红烧、煎炸、煮汤等。常见菜肴有清蒸鲩鱼、水煮鱼、红烧草鱼等。著名菜肴有杭州的西湖醋鱼等。

| 营养成分 |

每 100 克含量				
蛋白质 16.6 克	脂肪 5.2 克	维生素 A 11 微克	维生素 B$_1$ 0.04 毫克	维生素 B$_2$ 0.11 毫克
维生素 B$_3$ 2.8 毫克	维生素 E 2.03 毫克	钾 312 毫克	钠 312 毫克	钙 38 毫克
镁 31 毫克	铁 0.8 毫克	锌 0.87 毫克	锰 0.05 毫克	铜 0.05 毫克
磷 203 毫克		硒 6.66 微克	胆固醇 86 毫克	热量 113 千卡

| 保健功效 |

　　草鱼含有丰富的不饱和脂肪酸，可促进血液循环，保护血管，是心脑血管疾病患者的良好食物。草鱼富含蛋白质，肉质鲜美，易于人体消化吸收，经常食用可开胃，滋补、强壮身体，辅助治疗因肝阳上亢引起的头痛、头晕、虚劳水肿等症。患有脾胃湿热、皮肤病者不宜食用，过多食用易引发各种疖疮。

　　草鱼味甘，性温。具有补脾暖胃、补益气血、平肝、祛风、利水等功效。用于脾胃虚弱、食欲不振、消化不良、怠倦乏力、体弱气虚、头痛、头晕、虚劳水肿等症。

胖头鱼

| 简介 |

胖头鱼又称大头鱼、鳙鱼、黑鲢等，为鲤科淡水鱼。有些地方常将胖头鱼与鲢鱼统称为鳙鱼。我国大部分地区有分布。胖头鱼为我国淡水养殖四大鱼种之一。喜生活在水域的中上层。胖头鱼头大肥厚，肉质白嫩，以吃鱼头而著称，是人们日常生活中食用量最大的鱼类之一。主要用于红烧、侉炖、煮汤等。常见菜肴有鱼头泡饼、清蒸胖头鱼、砂锅鱼头炖豆腐等。

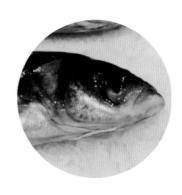

| 营养成分 |

每100克含量				
蛋白质 15.3 克	脂肪 2.2 克	碳水化合物 4.7 克	维生素 A 34 微克	维生素 B$_1$ 0.04 毫克
维生素 B$_2$ 0.11 毫克	维生素 B$_3$ 2.8 毫克	维生素 E 2.65 毫克	钾 229 毫克	钠 60.6 毫克
钙 82 毫克	镁 26 毫克	铁 0.8 毫克	锌 0.76 毫克	锰 0.08 毫克
铜 0.07 毫克	磷 180 毫克	硒 19.5 微克	胆固醇 112 毫克	热量 100 千卡

| 保健功效 |

胖头鱼富含不饱和脂肪酸和磷脂，可健脑益智，特别适合学生和脑力劳动者食用。胖头鱼富含蛋白质，脂肪含量低，适合心脑血管疾病患者食用。胖头鱼营养丰富，富含胶质和多种矿物质，可促进人体发育。患有皮肤病者不宜食用，过多食用易引发各种疥疮。

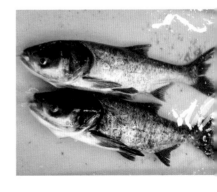

胖头鱼味甘，性温。具有补肾益气、暖脾胃、强筋骨等功效。用于脾胃虚寒、食欲不振、消化不良、腰膝酸痛、四肢肿胀、耳鸣头眩等症。

青鱼

| 简介 |

青鱼又称黑鲩、青鲩、乌鲭等，为鲤科淡水鱼。我国各地有分布，亦可人工养殖。青鱼容易与草鱼混淆，其主要区别是，青鱼体色深，青灰色略带浅蓝色，鳞片略小，下咽具齿状；草鱼青黄色，下咽齿侧扁，具有沟纹，呈梳状，鳞片略大。青鱼喜生活在水域的中下层。青鱼肉白紧实，为淡水鱼中之上品。主要用于红烧、煎炸、煮汤，制作熏鱼等。常见菜肴有侉炖青鱼等。著名菜肴有上海的青鱼秃肺。

| 营养成分 |

每100 克含量				
蛋白质 20.1 克	脂肪 4.2 克	碳水化合物 0.1 克	维生素 A 42 微克	维生素 B_1 0.03 毫克
维生素 B_2 0.07 毫克	维生素 B_3 2.9 毫克	维生素 E 0.81 毫克	钾 325 毫克	钠 47.4 毫克
钙 31 毫克	镁 32 毫克	铁 0.9 毫克	锌 0.96 毫克	锰 0.04 毫克
铜 0.06 毫克	磷 184 毫克	硒 37.7 微克	胆固醇 108 毫克	热量 116 千卡

| 保健功效 |

青鱼富含蛋白质、维生素、矿物质、核酸等成分，经常食用可滋补身体，有助于健康长寿。青鱼的鱼肝是很好的滋补品，用青鱼的鱼肝烹饪出的菜肴取名为"青鱼秃肺"。此菜油而不腻，嫩如猪脑，具有养肝明目、强身健体等功效。青鱼含有维生素B_{12}（钴胺素），可保护神经系统、促进血液循环。所含的维生素D（骨化醇），可促进钙、磷的吸收，促进骨骼和牙齿的生长发育，预防小儿佝偻病和成年人骨质疏松。患有皮肤病、支气管哮喘、淋巴结核者不宜食用。

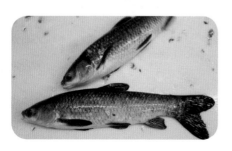

青鱼味甘，性平。具有益气化湿、养胃醒脾、养肝明目等功效。用于脾胃不和、消化不良、慢性胃病、久病体虚、肾虚腰痛、妊娠水肿、脚气等症。

白条鱼

| 简介 |

白条鱼又称鲦鱼、白漂子、参鱼等，为鲤科淡水鱼。我国各地均有分布。白条鱼体长15厘米左右，喜在水域上层活动。白条鱼为小品种鱼，主要用于煎炸、焖炖等。

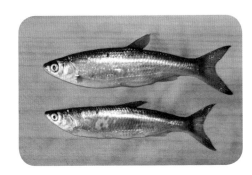

| 营养成分 |

白条鱼含蛋白质、脂肪、多种维生素和矿物质等成分。

| 保健功效 |

白条鱼肉质细嫩，营养丰富，具有暖胃补虚作用，适合体虚胃弱、营养不良者食用。不宜过量食用，多食易助火发疮。

白条鱼味甘，性温。具有暖胃止泻等功效。用于脾胃虚寒、腹冷、大便溏稀、四肢无力等症。

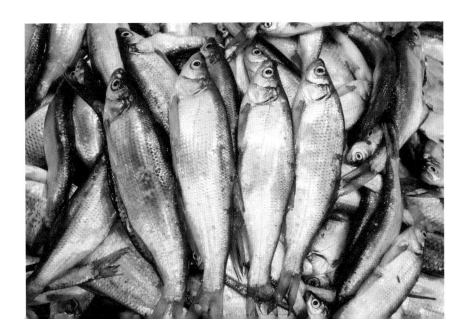

鳑鲏鱼

| 简介 |

鳑鲏鱼又称火烙片、鳑鲏鲫、鱼婢等，为鲤科淡水鱼。我国各地有分布，种类较多。鳑鲏鱼形似鲫鱼，体长一般不超过18厘米，有些种类体表常有红、蓝、黄等金属光泽，十分美丽，尾鳍深叉形。喜生活在水域的中下层。主要用于煎炸、焖炖、煮汤等。

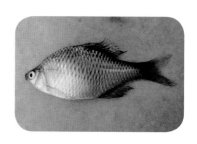

| 营养成分 |

鳑鲏鱼含蛋白质、脂肪、多种维生素和矿物质等成分。

| 保健功效 |

鳑鲏鱼自古就作为药食兼用的鱼类。经常食用，有益脾胃、添精髓、补肾壮阳等作用。

鳑鲏鱼味甘，性平。具有益脾胃、壮阳等功效。用于脾胃虚弱、阳痿早泄等症。

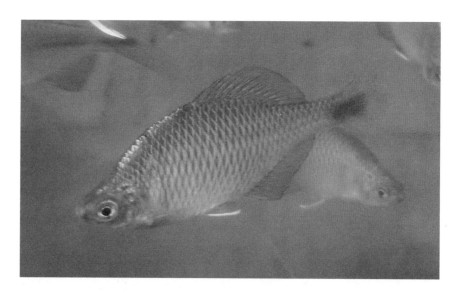

翘嘴红鲌

|简介|

翘嘴红鲌又称翘嘴鲢子、白鱼、鲌鱼等，为鲤科淡水鱼。翘嘴红鲌体形侧扁，头小，头背部平直；口上位，突出向上翘；眼睛大，位于头的侧上方；鳞片小，背鳍短小具硬棘，尾鳍深叉状。体背及体侧上部浅棕灰色，下部银灰色，腹部银白色。我国平原水域均有分布。喜生活在湖泊、江河及水库的中上层，行动敏捷、善跳跃。翘嘴红鲌一般常见个体重量为250～1000克。翘嘴红鲌肉质洁白细嫩绵软、细刺较多，味道极为鲜美，是人们喜食的鱼类之一。主要用于红烧、清蒸、煎炸、煮汤等。常见菜肴有油炸翘嘴鲢、红烧翘嘴鲢、清蒸翘嘴鲢等。

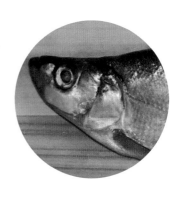

|营养成分|

每100克含蛋白质18.6克、脂肪4.6克、钙37毫克、磷166毫克、铁1.1毫克，尚含氨基酸、维生素B_1、维生素B_2、多种矿物质等成分。

|保健功效|

翘嘴红鲌为高蛋白、低脂肪食物。富含赖氨酸、谷氨酸等多种氨基酸和矿物质，营养丰富，一般人群都适合食用。经常食用有助于促进人体生长发育。翘嘴红鲌的药用历史悠久，最早是以"白鱼"之名载入唐代的《食疗本草》，并云"助脾气，调五脏，理十二经络"。宋《开宝本草》载"开胃下食，去水气，令人肥健"。患有皮肤病、红斑狼疮、淋巴结核者应忌食。

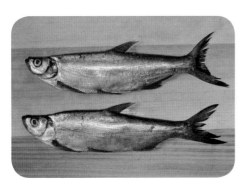

翘嘴红鲌味甘，性平。具有开胃健脾、利水消肿等功效。用于体虚羸瘦、胃气不舒、水肿、产后抽筋等症。

武昌鱼

| 简介 |

武昌鱼又称团头鲂、鳊鱼、缩顶鳊等，为鲤科淡水鱼。武昌鱼并非专指一种鱼，是泛指长春鳊、三角鲂、团头鲂等鱼。武昌鱼并非产于现今的武昌，而是原产于我国湖北省鄂城县樊口镇的梁子湖畔，现各地有人工养殖。《水调歌头·游泳》中"才饮长沙水、又食武昌鱼"的著名诗句，使得武昌鱼更加出名。

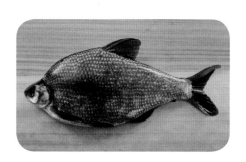

武昌鱼肉质细嫩，刺少味美，为淡水鱼中之上品。主要用于清蒸、红烧、油焖等。常见菜肴有红烧武昌鱼、花酿武昌鱼等。著名菜肴为湖北的清蒸武昌鱼。

| 营养成分 |

每100克含量				
蛋白质 18.3克	脂肪 6.3克	碳水化合物 1.2克	维生素A 28微克	维生素B$_1$ 0.02毫克
维生素B$_2$ 0.07毫克	维生素B$_3$ 1.7毫克	维生素E 0.52毫克	钾 215毫克	钠 41.1毫克
钙 89毫克	镁 17毫克	铁 0.7毫克	锌 0.89毫克	锰 0.05毫克
铜 0.07毫克	磷 188毫克	硒 11.6微克	胆固醇 94毫克	热量 135千卡

| 保健功效 |

武昌鱼肉质洁白细嫩肥美，富含蛋白质、脂肪，经常食用可消食调胃、利五脏。由于刺少肉嫩，容易消化吸收，特别适合儿童和老年人食用。武昌鱼富含维生素A和维生素B$_3$，可促进身体发育，保护视力、预防贫血、高血压、心脑血管硬化等症。所含磷、钙等矿物质，可促进骨骼生长发育。患有慢性胃肠炎、皮肤病者不宜食用。

武昌鱼味甘，性温。具有补虚养血、益脾健胃、祛风等功效。用于贫血、体虚、营养不良、不思饮食、消渴等症。

鲮鱼

| 简介 |

鲮鱼又称土鲮鱼、雪鱼、雪鲮等，为鲤科淡水鱼。鲮鱼体为棱形而侧扁，头短小，吻圆钝；背鳍前方隆起，背侧青灰色，腹侧银白色。我国主要分布珠江水系、海南岛、台湾周边水域，以及闽江、澜沧江、沅江等水域，亦可人工饲养。喜在江河湖泊的中下层活动。鲮鱼肉质细嫩，味道鲜美，为南方主要的经济鱼类之一。除鲜食外，常被制作成罐头出售。主要用于清蒸、红烧、煲汤等。常见菜肴有豆豉鲮鱼、鲮鱼油麦菜、清蒸鲮鱼等。

| 营养成分 |

每 100 克含量				
蛋白质 18.4 克	脂肪 2.1 克	碳水化合物 0.7 克	维生素 A 125 微克	维生素 B_1 0.01 毫克
维生素 B_2 0.04 毫克	维生素 B_3 3 毫克	维生素 E 1.54 毫克	钾 317 毫克	钠 40.1 毫克
钙 31 毫克	镁 22 毫克	铁 0.9 毫克	锌 0.83 毫克	锰 0.02 毫克
铜 0.04 毫克	磷 176 毫克	硒 48.1 微克	胆固醇 86 毫克	热量 95 千卡

| 保健功效 |

鲮鱼营养丰富，为高蛋白、低脂肪、低胆固醇、低热量的食物，最适合体质虚弱、营养不良、气血不足、肝硬化腹水者食用。鲮鱼富含维生素A，可保护视力、预防夜盲症。《食物本草》记载：鲮鱼"主滑肌肉，通小便。治膀结热，黄疸，水臌"。《本草纲目拾遗》记载："健筋骨，活血行气，逐水利湿"。患有阴虚喘咳、肾结石、尿结石、肠胃溃疡、湿疹、多汗者不宜食用或忌食。

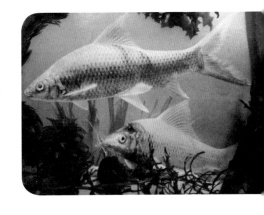

鲮鱼味甘，性平。具有强筋骨、益气血、通小便等功效。用于体质虚弱、脾胃虚弱、膀胱结热、水肿膨胀、小便不利等症。

鳢科

黑鱼

| 简介 |

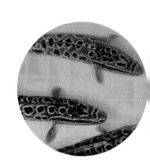

黑鱼又称鳢鱼、乌鳢、乌鱼、生鱼等，为鳢科淡水鱼。我国广布各地江河、湖泊中，亦可人工养殖。黑鱼体近圆筒形，有许多不规则的黑色花斑；头扁，头侧有两条黑色条纹；背鳍和腹鳍窄长，近达尾鳍，尾鳍呈圆形。黑鱼喜生活在水域的底层。黑鱼适生性很强，在缺水缺氧的情况下也能存活较长时间。黑鱼肉厚白嫩，刺少味美。主要用于红烧、清蒸、熘炒、煲汤等。常见菜肴有熘乌鱼片、油爆乌鱼花等。

| 营养成分 |

每 100 克含量				
蛋白质 18.5 克	脂肪 1.2 克	维生素 A 26 微克	维生素 B$_1$ 0.02 毫克	维生素 B$_2$ 0.14 毫克
维生素 B$_3$ 2.5 毫克	维生素 E 0.97 毫克	钾 313 毫克	钠 48.8 毫克	钙 152 毫克
镁 33 毫克	铁 0.7 毫克	锌 0.8 毫克	锰 0.06 毫克	铜 0.05 毫克
磷 232 毫克	硒 24.6 微克		胆固醇 91 毫克	热量 85 千卡

| 保健功效 |

黑鱼为高蛋白、低脂肪、低热量的食物，营养丰富，含有多种氨基酸，并富含钙、磷、钾等矿物质和多种维生素等成分，有较高的药用价值。手术后吃黑鱼，可生肌补血、促进伤口愈合。黑鱼清蒸或煮汤吃，对妇女产后有补血催乳作用。患有皮肤病者不宜食用。

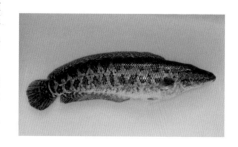

黑鱼味甘，性寒。具有补脾益胃、补气养血、利水等功效。用于脾虚水肿、气血不足、产后催乳、湿痹脚气、小便不利、痔疮等症。

鲑科

虹鳟鱼

| 简介 |

虹鳟鱼又称鳟鱼、瀑布鱼等，为鲑科淡水鱼。虹鳟鱼鳞片小，背部和头顶部为蓝绿色或黄绿色，体侧和腹部为灰白色；体侧和鳍上密被黑色小斑点；沿侧线有1条较宽的紫红色或桃红色的带，一直延伸到尾部；背鳍之后有1个小脂鳍；胸鳍末端稍尖，着生在鳃盖的后下方；尾鳍近乎平截。常见种类还有金鳟鱼，其体形与虹鳟鱼相同，周身金黄色或橙黄色，体侧有1条浅红色带，它是美国从虹鳟鱼中选育出的金黄色品系。虹鳟鱼原产于美国阿拉斯加等地区。喜栖息在水质清澈、流量充沛、溶氧量丰富的山涧冷水中，适合在20℃以下的水温中生长。现我国许多山区人工饲养。虹鳟鱼肉质极为鲜美，为名贵食用鱼。主要用于烧烤、清蒸等。常见菜肴有烧烤虹鳟鱼、清蒸虹鳟鱼等。

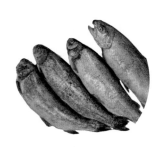

| 营养成分 |

每100克含量					
蛋白质 18.6 克	脂肪 2.6 克	碳水化合物 0.2 克	维生素 A 206 微克	维生素 B₁ 0.08 毫克	维生素 E 3.55 毫克
钾 688 毫克	钠 110 毫克	钙 34 毫克	镁 45 毫克	锌 4.3 毫克	锰 0.07 毫克
铜 0.18 毫克	磷 374 毫克	硒 20.4 微克	胆固醇 102 毫克	热量 99 千卡	

| 保健功效 |

虹鳟鱼肉质细嫩鲜美，肉多刺少，无土腥味，蛋白质含量高，营养物质易被人体吸收，一般人均可食用。虹鳟鱼富含不饱和脂肪酸，有利健脑益智。虹鳟鱼维生素A含量丰富，可保护视力、预防夜盲症、抗氧化。虹鳟鱼含有丰富的矿物质，可促进骨骼生长发育。

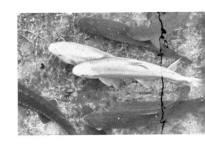

鮨科

鳜鱼

| 简介 |

鳜鱼又称桂鱼、桂花鱼、石桂鱼、鳌花鱼、水豚等，为鮨科淡水鱼。鳜鱼体侧扁，头小嘴大，鳞细小，体侧有许多不规则的黑斑；背鳍上有多根硬棘刺，背鳍、臀鳍和尾鳍密布有小黑斑点。我国大部分地区有分布，各地有养殖，有多个品种。鳜鱼喜在江河、湖泊、水库等水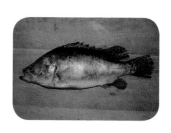域的下层杂草茂盛处活动。唐代张志和的《渔歌子》中写有"西赛山前白鹭飞、桃花流水鳜鱼肥"的诗句，指出春季是鳜鱼最肥美的季节。鳜鱼堪称鱼中上品，常用于宴会招待贵宾。主要用于红烧、清蒸等。常见著名菜肴有松鼠鳜鱼、清蒸鳜鱼、糖醋鳜鱼等。

| 营养成分 |

每 100 克含量				
蛋白质 19.9 克	脂肪 4.2 克	维生素 A 12 微克	维生素 B_1 0.02 毫克	维生素 B_2 0.07 毫克
维生素 B_3 5.9 毫克	维生素 E 0.87 毫克	钾 295 毫克	钠 68.6 毫克	钙 63 毫克
镁 32 毫克	铁 1 毫克	锌 1.07 毫克	锰 0.03 毫克	铜 0.1 毫克
磷 217 毫克	硒 26.5 微克		胆固醇 124 毫克	热量 117 千卡

| 保健功效 |

鳜鱼肉质丰厚细嫩、刺少肥美，容易被人体消化吸收，适合儿童、老年人、脾胃虚弱者食用。鳜鱼富含锌元素，锌能促进儿童生长发育和智力发育。所富含的矿物质，有助于人体骨骼生长发育，预防骨质疏松。吃鳜鱼有利于肺结核病人的康复。患有哮喘、咯血者不宜食用。鳜鱼背鳍上的硬棘刺有毒，被刺伤后会有强烈的肿痛感，卖鱼时或杀鱼时应小心刺伤。

鳜鱼味甘，性平。具有补气血、益脾胃、滋补等功效。用于体虚羸瘦、气血不足、贫血、脾胃虚弱、肺结核、肠风便血等症。

鲱科

鲥鱼

| 简介 |

鲥鱼又称鳁鱼、三藜鱼、三来鱼、惜鳞鱼等，为鲱科洄游淡水产卵鱼。鲥鱼体型长而侧扁，全身呈银白色，非常美丽。我国分布于渤海、东海、黄海等海域，端午节前后繁殖期进入长江、珠江、钱塘江等地产卵，秋季洄游入海。宋代大诗人苏东坡写有"芽姜紫醋炙银鱼，雪碗擎来二尺余。尚有桃花春气在，此中风味胜莼鲈。"的诗篇来赞美鲥鱼。以钱塘江上游的富春江出产的鲥鱼最负盛名，为我国著名特产鱼。春季鲥鱼肉质最肥最嫩，味道极其鲜美，是吃鲥鱼的最好时节，以带鳞片蒸食风味最佳。常见著名菜肴有清蒸鲥鱼，为江南的宴席珍品。

| 营养成分 |

每100克鲥鱼含蛋白质16.9克、脂肪16.9克、碳水化合物0.2克、维生素B_2 0.14毫克、维生素B_3 4毫克、钙33毫克、铁2.1毫克、磷216毫克等多种营养成分。

| 保健功效 |

鲥鱼肉质洁白，细嫩肥美，营养价值极高，脂肪含量为鱼中之首，富含不饱和脂肪酸，具有降低血液中胆固醇的作用，对高血压、血管硬化、冠心病等有益，特别适合体质虚弱、营养不良、心血管疾病者食用。鲥鱼蒸后流出的鱼油，涂抹在烧伤或烫伤处有很好的治疗效果。鲥鱼鱼鳞蕴含有丰富的皮下脂肪，带磷烹饪可保留更多的营养物质，而且味道更为鲜美。刮去鳞片，鲜美风味大减。患有皮肤病、淋巴结核、气管炎、哮喘、肾炎者不宜多食或忌食。

鲥鱼味甘，性平。具有滋补强壮、益脾健胃、消炎解毒等功效。用于脾胃虚弱、营养不良、食欲不振、气血不足、体倦乏力等症。鲥鱼的鱼鳞也可药用，用于疔疮、烫伤、下疳等症。

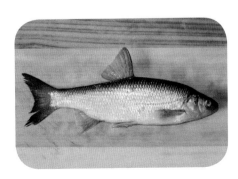

银鱼科

银鱼

| 简介 |

银鱼又称面条鱼、面杖鱼、王鱼等，为银鱼科洄游淡水产卵鱼。银鱼体细长，一般不超过10厘米，通体白色透明，无鳞；头小、先端尖，仅头部两只眼睛为黑色；尾鳍深叉状。我国分布于东海、黄海和太湖等地。3～4月从海中洄游到江河口中产卵。喜在湖岸水草茂盛的乱石处产卵。

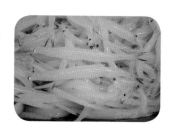

初春是捕捞银鱼的汛期。银鱼与梅鲚鱼和白虾被称为"太湖三宝"，声誉远扬。清朝康熙年间，银鱼被列为佳品上贡。银鱼营养丰富，食用方法简单。主要用于油煎、炒食、煮汤、做银鱼羹、晒制干品等。常见菜肴有银鱼炒鸡蛋、银鱼蒸蛋、干炸银鱼、银鱼春卷等。

| 营养成分 |

每100克含量					
蛋白质 17.2克	脂肪 4克	维生素 B$_1$ 0.03毫克	维生素 B$_2$ 0.05毫克	维生素 B$_3$ 0.2毫克	维生素 E 1.86毫克
钾 246毫克	钠 8.6毫克	钙 46毫克	镁 25毫克	铁 0.9毫克	锌 0.16毫克
锰 0.07毫克	磷 22毫克	硒 9.54微克	胆固醇 361毫克	热量 105千卡	

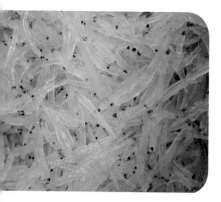

| 保健功效 |

银鱼肉质细嫩，洁白无刺，无土腥味，可食用率为百分之百。银鱼营养丰富，有"水中软白金"之称，最适合体质虚弱、营养不良、血脂高、肺虚咳嗽、结肠癌等病人食用。银鱼忌与甘草同用。

银鱼味甘，性平。具有滋阴补肾、益肺止咳、宽中健胃、利水等功效。用于营养不良、脾胃虚弱、消化不良、小儿疳积、虚劳咳嗽、干咳无痰、腹胀水肿等症。

丽鱼科

罗非鱼

| 简介 |

罗非鱼又称非洲鲫鱼、越南鱼、莫桑比克鱼等，为丽鱼科鱼类。罗非鱼体形似鲫鱼，褐灰色至银灰褐色，体背弧形隆起，体侧常有黑青色较宽的纵向条带；背鳍和臀鳍较长，末端近三角形，尾鳍平截；背鳍、臀鳍和尾鳍均密生黑灰色小斑点。罗非鱼原产于非洲，1957年从越南引进我国，故称"越南鱼"。

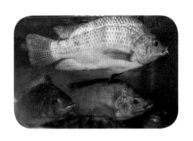

现我国许多地方有人工淡水养殖。罗非鱼适生性强，食性杂，耐低氧环境，海淡水中皆可生存，一般栖息在水下层。罗非鱼不耐低温，当水温低于15℃时则处于休眠状态。罗非鱼肉质肥厚，细嫩鲜美，为物美价廉的大众化鱼类食物。主要用于清蒸、红烧、熘鱼片等。常见菜肴有清蒸罗非鱼、红烧罗非鱼、干炸罗非鱼等。

| 营养成分 |

每100克含量					
蛋白质 16克	脂肪 1克	碳水化合物 1克	维生素 A 7 微克	维生素 B$_2$ 0.28 毫克	维生素 B$_3$ 2.5 毫克
维生素 E 0.1 毫克	钾 338 毫克	钠 66.8 毫克	钙 24 毫克	镁 24 毫克	铁 1.1 毫克
锌 0.7 毫克	锰 0.14 毫克	铜 0.11 毫克	磷 150 毫克	胆固醇 54 毫克	热量 77 千卡

| 保健功效 |

罗非鱼富含蛋白质，脂肪含量低，热量低，胆固醇低，肉质细嫩，没有肌间小刺，无泥土腥味，易于人体消化吸收，一般人均可食用。罗非鱼含有多种不饱和脂肪酸，可改善血液循环、保护血管、增强智力、预防心脑血管疾病。

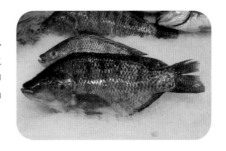

鳝科

鳝鱼

| 简介 |

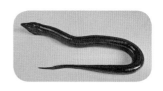

鳝鱼又称黄鳝、蛇鱼等，为鳝科淡水无鳞鱼。鳝鱼体细长形似蛇，头大，鳃孔较小呈"V"形，体光滑有黏液，无鳍。我国各地有分布，可人工饲养。鳝鱼喜生活于湖泊、河道、沟渠、塘堰、稻田中，白天躲在洞穴或石缝中，夜出觅食。鳝鱼为著名的水产滋补品。主要用于红烧、清炖等。常见著名菜肴有炒鳝糊、红烧鳝鱼段、清炖鳝鱼等。

| 营养成分 |

每100克含量				
蛋白质 18 克	脂肪 1.4 克	碳水化合物 1.2 克	维生素 A 50 微克	维生素 B_1 0.06 毫克
维生素 B_2 0.98 毫克	维生素 B_3 3.7 毫克	维生素 E 1.34 毫克	钾 263 毫克	钠 70.2 毫克
钙 42 毫克	镁 18 毫克	铁 2.5 毫克	锌 1.97 毫克	锰 2.22 毫克
铜 0.05 毫克	磷 206 毫克	硒 34.6 微克	胆固醇 126 毫克	热量 89 千卡

| 保健功效 |

鳝鱼为高蛋白、低脂肪食物，肉嫩鲜美，富含不饱和脂肪酸和卵磷脂，有改善血液循环、补脑益智的作用。鳝鱼含有一种叫"鳝鱼素"的特殊物质，可降低人体血糖和调节血糖，适合血糖高者食用。经常食用鳝鱼还有壮阳作用。

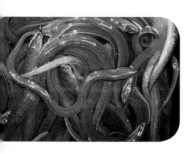

死鳝鱼会产生毒素不可食用。患有皮肤病、淋巴结核、气管炎、哮喘、肾炎者忌食。鳝鱼不宜与狗肉同食。

鳝鱼味甘，性温。具有补肝肾、益气血、祛风湿、壮筋骨等功效。用于肾虚腰痛、阳痿早泄、风湿痹痛、疳积、筋骨软弱、肺结核、慢性肝炎、久痢脓血、消渴等症。鳝鱼血可治口眼喎斜，左面喎斜用鳝鱼血涂抹右面，右面喎斜则涂左面。

鳅科

泥鳅

| 简介 |

泥鳅又称鳅鱼、鳛鱼、泥鳍等，为鳅科淡水无鳞鱼。泥鳅体扁圆柱状条形，尾扁圆形，体光滑有黏液；头前下方有5对须，下口位，胸鳍在头部鳃口下方，尾鳍圆形。我国除青藏高原外各地均有分布，亦可人工养殖，品种较多。泥鳅喜生活在河川、湖泊、沟渠、稻田的底层，适生性强。泥鳅肉质鲜嫩，营养丰富，有水中小人参之称。主要用于红烧、油焖、油炸等。常见菜肴有油焖泥鳅、泥鳅钻豆腐等。

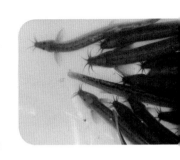

| 营养成分 |

每100克含量				
蛋白质 17.9 克	脂肪 2 克	碳水化合物 1.7 克	维生素 A 14 微克	维生素 B_1 0.1 毫克
维生素 B_2 0.33 毫克	维生素 B_3 6.2 毫克	维生素 E 0.79 毫克	钾 282 毫克	钠 74.8 毫克
钙 299 毫克	镁 28 毫克	铁 2.9 毫克	锌 2.76 毫克	锰 0.47 毫克
铜 0.09 毫克	磷 302 毫克	硒 35.3 微克	胆固醇 136 毫克	热量 96 千卡

| 保健功效 |

泥鳅为高蛋白、低脂肪食物，含有丰富的不饱和脂肪酸，可改善血液循环、延缓人体血管衰老、补脑益智、预防和缓解心脑血管疾病。所含的钙、磷等矿物质，可促进骨骼和牙齿生长。所含的核苷，可提高身体抗病毒能力。泥鳅能降低转氨酶，可维护肝脏健康，辅助治疗肝炎病。泥鳅适合肾炎病人食用。患有阴虚火旺、皮肤疾病者忌食。

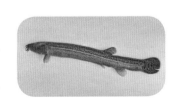

泥鳅味甘，性平。具有补中益气、补肾助阳、祛湿、暖脾胃等功效。用于脾虚泻痢、腰膝酸软、阳痿、盗汗、肾炎水肿、肝炎、痔疮、疔疮、疥癣、热病口渴、消渴等症。

鲶科

鲶鱼

| 简介 |

　　鲶鱼又称鲇鱼、黏鱼、须子鲢、额白鱼等，为鲶科淡水无鳞鱼。鲶鱼身体在腹鳍前较圆胖，腹鳍之后渐侧扁，体光滑具黏液；头扁口阔，下颌较上颌突出，须2对，上颌须较长，下颌须较短；背鳍小，无棘刺；胸鳍略圆呈扇形，有1硬棘刺；臀鳍很长，与尾鳍相连；尾鳍小，近圆形。我国各地有分布，亦可人工饲养。喜在江河、湖泊、水库、沟渠水流缓慢的中下层活动。鲶鱼肉质细嫩，刺少味美。主要用于红烧、炖煮、做鱼肉馅和鱼肉丸子等。常见菜肴有红烧鲶鱼、糖醋鲶鱼等。

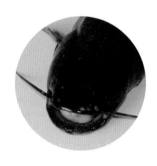

| 营养成分 |

每100克含量					
蛋白质	脂肪	维生素 B_1	维生素 B_2	维生素 B_3	维生素 E
17.3克	3.7克	0.03毫克	0.1毫克	2.5毫克	0.54毫克
钾	钠	钙	镁	铁	锌
351毫克	49.6毫克	42毫克	22毫克	2.1毫克	0.53毫克
锰	铜	磷	硒	胆固醇	热量
0.03毫克	0.09毫克	195毫克	27.5微克	163毫克	103千卡

| 保健功效 |

　　鲶鱼富含蛋白质等营养物质，易于消化吸收，适合体质虚弱、营养不良、消化功能差者食用。鲶鱼煲汤喝，对妇女产后有催乳作用。鲶鱼的胸鳍棘刺有毒，捕鱼或宰杀鱼时应小心被刺伤。鲶鱼鱼子有毒，不宜食用。鲶鱼为发物，患有痼疾、皮肤病者不宜食用。

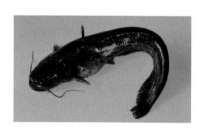

　　鲶鱼味甘，性温。具有滋阴补虚、健脾养血、利水消肿、催乳等功效。用于久病体虚、气血两亏、脾虚水肿、产后缺乳、小便不利等症。

鲴科

黄颡鱼

| 简介 |

黄颡鱼又称嘎鱼、黄颊鱼、黄刺鱼、黄鳍鱼等，为鲴科淡水无鳞鱼。黄颡鱼体略呈长菱形，光滑具黏液；头大而扁，眼睛小，头部前方有4对须；背鳍和胸鳍均有1根硬棘，棘后缘有锯齿；尾鳍分叉。我国各地江河、湖泊中有分布。喜生活在水域的下层。黄颡鱼肉质细嫩，味道鲜美，特别是近年来受到食客的追捧。主要用于红烧、酱焖、油炸、煲汤等。常见菜肴有柴锅酱焖黄颡鱼、红烧黄颡鱼等。

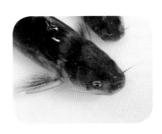

| 营养成分 |

每100克含量				
蛋白质 17.8克	脂肪 2.7克	碳水化合物 7.1克	维生素 B_1 0.01毫克	维生素 B_2 0.06毫克
维生素 B_3 3.7毫克	维生素 E 1.48毫克	钾 202毫克	钠 250.4毫克	钙 59毫克
镁 19毫克	铁 6.4毫克	锌 1.48毫克	锰 0.1毫克	铜 0.08毫克
磷 166毫克	硒 16.1微克		胆固醇 90毫克	热量 124千卡

| 保健功效 |

黄颡鱼营养丰富，富含铁和锌等元素，有利于人体生长发育，预防缺铁性贫血，适合体质虚弱、消渴者食用。用黄颡鱼煮汤喝，有醒酒作用。患有皮肤病、淋巴结核、气管炎、哮喘、肾炎者忌食。黄颡鱼背鳍和胸鳍上的硬棘刺有毒，被刺伤后有强烈的疼痛感。

黄颡鱼味甘，性平。具有补脾益胃、祛风、解毒、利水消肿、透疹等功效。用于脾胃虚弱、水肿、麻疹透发不畅、小便不利等症。

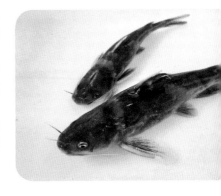

鲍鱼

| 简介 |

鲍鱼又称江团鱼、长吻鮠、白戟鱼等，为鮠科淡水无鳞鱼。鲍鱼体略呈长菱形，黑青灰色或青灰色，光滑具黏液；头扁，吻突出肥厚，眼睛小，头部有4对短须，下口位；背鳍和胸鳍均有硬棘，棘后缘有锯齿，尾鳍分叉。我国长江、黄河、珠江水系有分布，亦可人工养殖。喜在水域的中下层活动。民谚有"鲍食清明后，桃红柳绿时"之说，此时是食用鲍鱼的最佳时节，被视为珍品。主要用于红烧、清炖、煲汤等。常见的著名菜肴有白汁鲍鱼。鲍鱼的鱼鳔肥厚洁白，制成干品后是名贵的鱼肚。

| 营养成分 |

鲍鱼含蛋白质、脂肪、碳水化合物、多种维生素和矿物质等成分。

| 保健功效 |

鲍鱼肉质肥嫩，味道鲜美，刺少肉厚，营养丰富，适合儿童和老年人食

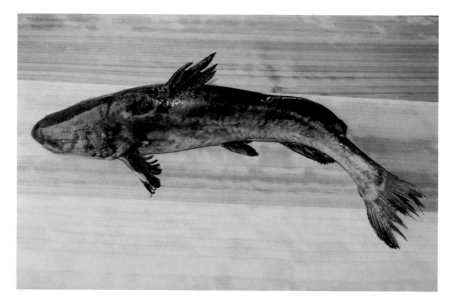

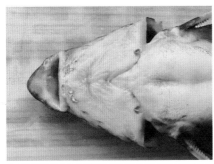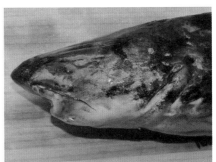

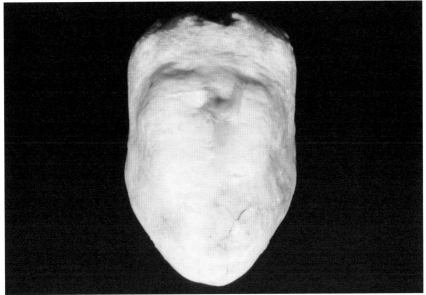

用。鱼鳔个大肥满，营养丰富，是宴席的上等佳肴。在药用功效方面，唐《本草拾遗》记载："下膀胱之水、开胃"；元《日用本草》记载："补中益气"。患有顽癣、痼疾者不宜食用。

鲍鱼味甘，性平。具有补中益气、健脾开胃等功效。用于体弱气虚、营养不良、浮肿、食欲不振、脾胃不和、胃脘胀满、小便不利等症。

鳗鲡科

鳗鲡鱼

| 简介 |

鳗鲡鱼又称鳗鱼、白鳝、青鳝、河鳗等，为鳗鲡科洄游无鳞鱼。鳗鲡鱼体细长，灰黑色至灰白色，前半部呈圆筒形，后半部稍侧扁渐细，体光滑具黏液；头略小，眼睛小；背鳍和臀鳍均细长直达尾部。我国分布于长江、闽江、珠江流域及海南岛等地，秋季入海产卵，亦可人工养殖。喜在江河湖泊中生活。鳗鱼肉质肥嫩，味道鲜美。主要用于清蒸、红烧、炖汤等。常见菜肴有清蒸鳗鱼、红烧鳗鱼段、鳗鱼肉丸汤等。

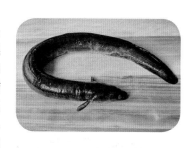

| 营养成分 |

每100克含量					
蛋白质 18.6 克	脂肪 10.8 克	碳水化合物 2.3 克	维生素 B$_1$ 0.02 毫克	维生素 B$_2$ 0.02 毫克	维生素 B$_3$ 3.8 毫克
维生素 E 3.6 毫克	钾 207 毫克	钠 58.8 毫克	钙 42 毫克	镁 34 毫克	铁 1.5 毫克
锌 1.15 毫克	铜 0.18 毫克	磷 248 毫克	硒 33.7 微克	胆固醇 177 毫克	热量 181 千卡

| 保健功效 |

鳗鱼为高蛋白、高脂肪食物，肉质细嫩，易于消化吸收，有较好的滋补作用。鳗鱼含有一种稀有的蛋白，具有良好的强筋壮肾作用，是年轻夫妇、体质虚弱者和老年人的营养食品。鳗鱼富含钙、磷、镁、铁等元素，可促进骨骼生长发育。鳗鱼血液有毒，经高温加热后毒素被分解破坏。患有慢性疾病和对水产品过敏者应忌食。

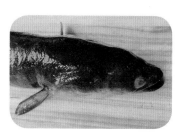

鳗鱼味甘，性平。具有补虚益气、祛风除湿、滋补强身等功效。用于身体虚弱、骨蒸劳热、体倦消瘦、小儿疳积、风湿脾痛、肺结核、脚气、水肿、痔疮等症。

鲟科

鲟鱼

|简介|

鲟鱼为鲟科淡水鱼。鲟鱼为古老的鱼种，迄今已有2亿多年的历史，被称为"水中活化石"。全世界共有27种鲟鱼，我国有8种。中华鲟和白鲟被列为国家一级保护动物，堪称"国宝"。鲟鱼体长形，背部略隆起，黑灰青色；腹部近平直，白色；头部具光滑的骨板，眼睛小，吻尖长，口在头部的腹面，具吻须；

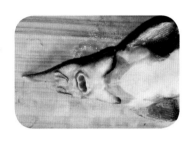

尾部渐细，尾鳍发达；鲟鱼肉无刺，头骨和脊骨均为白色的软骨。我国分布于黑龙江至长江流域的江湖中。市场出售的鲟鱼为人工养殖的鲟鱼。鲟鱼肉质白嫩肥美，无刺、无硬骨，为餐桌中的珍品佳肴。主要用于清蒸、红烧、制作鱼子酱等。常见菜肴有清蒸鲟鱼等。

|营养成分|

鲟鱼含蛋白质、脂肪、不饱和脂肪酸、氨基酸、碳水化合物、多种维生素，尚含钾、磷、铁、锌、硒、镁、铜、锰多种矿物质等成分。

|保健功效|

鲟鱼为高蛋白、低脂肪、低热量的食物，含有多种人体必需氨基酸，富含不饱和脂肪酸，可软化血管、健脑益智、预防老年性痴呆。鲟鱼富含钾、镁、磷、铁、硒等矿物元素，可预防血管动脉硬化、冠心病、消渴等症。鲟鱼头骨和脊骨富含钙，可补充人体所需的钙。所含的锌元素，可加速伤口的愈

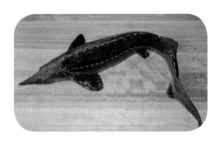

合。所含的硫酸软骨素，可促进骨质增长、使受损的软组织得到修复。用鲟鱼卵制成的鱼子酱，营养丰富，被誉为"黑色黄金"，具有极高的经济价值。

鲟鱼味甘，性平。具有益气补虚、活血、通淋等功效。用于贫血、营养不良、前列腺炎、淋巴结肿大等症。鲟鱼的鱼鳔有滋补强壮作用，可用于肾虚遗精等症。

[第二节　淡水其他类]

螯虾科

小龙虾

| 简介 |

小龙虾又称克氏原螯虾、克氏螯虾、淡水小龙虾、红螯虾等，为节肢动物螯虾科淡水虾。小龙虾体形粗壮，外壳坚硬，红褐色或酱褐色；头部前端伸出一个长三角形的额剑，具1对凸出单眼，触角细长；胸足5对，前方第1对为螯钳状；腹足6对，尾节1对，宽而扁。小龙虾原产于北美洲、美国中南部和墨西哥北部。20世纪30年代小龙虾从日本传入我国。现我国许多地方有养殖。喜在湖泊、河流、水库、沼泽、池塘、沟渠中生活，并有掘洞筑巢的习性，对泥质堤坝和田埂有破坏作用。小龙虾适性性强，对水质要求不严，食性杂，白天潜伏在阴暗处，夜晚出行活动，冬季在洞穴中越冬。小龙虾肉嫩膏黄，味道鲜美，综合利用率高，是近年来得到迅速发展并广泛受到人们青睐的水产品。主要用于蒸、煮、油焖等。常见菜肴有麻辣小龙虾等。

| 营养成分 |

每100克含量					
蛋白质 18.9克	脂肪 3.8克	维生素 B_1 0.02 毫克	维生素 B_2 0.18 毫克	维生素 B_3 2.7 毫克	维生素 E 4.3 毫克
钾 550 毫克	钠 225.2 毫克	钙 85 毫克	镁 2 毫克	铁 6.4 毫克	锌 1.45 毫克
锰 3.25 毫克	铜 1.07 毫克	磷 228 毫克	硒 7.9 微克	热量 93 千卡	

| 保健功效 |

小龙虾为高蛋白、低脂肪食物，营养丰富，易被人体消化吸收，对身体虚弱和需要调养的人是很好的食物。小龙虾富含多种人体必需的氨基酸，尤其富含儿童生长发育所需的组氨酸，对儿童生长发育有益。小龙虾富含镁元素，

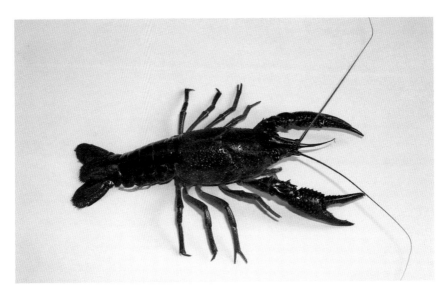

可保护血管，防止
动脉硬化，有利于
预防高血压及心肌
梗死。小龙虾具有
较好的通乳作用。
所富含的钙、磷、
铁、锰等矿物质，
可促进骨骼生长发
育。小龙虾含有丰
富的甲壳素，可减
少血液中胆固醇的
含量，减少心脑血
管疾病的发生，提

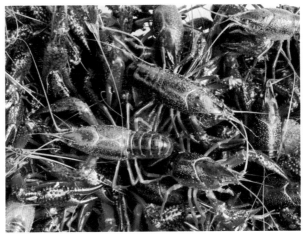

高人体免疫力。所含的虾青素，为天然的抗氧化剂，能清除体内自由基，增加
细胞再生能力，延缓肌体衰老。患有皮肤病、过敏性鼻炎、支气管炎、痛风者
不宜食用或宜忌食。

　　小龙虾味甘，性温。具有补肾壮阳、化痰止咳、通乳、生肌等功效。用
于肾虚阳痿、腰腿无力、乳汁不通、小儿麻疹不透、水痘等症。

长臂虾科

河虾

| 简介 |

河虾又称青虾、沼虾，为节肢动物长臂虾科淡水虾。我国大部分地区有分布。常见种类有安氏白虾、日本沼虾、秀丽白虾、中华小长臂虾等。河虾喜生活在江河、湖泊、水库、河渠水草繁茂的底部。河虾肉质鲜美，是人们喜食的虾产品之一。主要用于油炸、油焖、白灼等。常见菜肴有油炸小河虾、油焖青虾、黄酒醉河虾等。

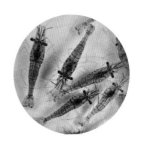

| 营养成分 |

每100克含量					
蛋白质 16.4克	脂肪 2.4克	维生素A 48微克	维生素 B_1 0.04毫克	维生素 B_2 0.03毫克	维生素E 5.33毫克
钾 329毫克	钠 133.8毫克	钙 325毫克	镁 60毫克	铁 4毫克	锌 2.24毫克
锰 0.27毫克	铜 0.64毫克	磷 186毫克	硒 29.65微克	胆固醇 240毫克	热量 87千卡

| 保健功效 |

河虾为高蛋白、低脂肪食物，营养丰富，富含钙、磷、铁、镁等矿物质，经常食用可预防因缺钙所引起的骨质疏松，促进骨骼和牙齿的生长发育，预防缺铁性贫血症。所含的甲壳素，可清除血液中的胆固醇，有利于保护血管，减

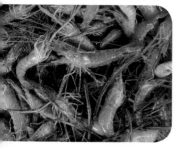

少心脑血管疾病的发生。所富含的维生素E，可促进血液循环、保护皮肤、延缓衰老。对甲壳类动物过敏者不宜食用或忌食。忌与葡萄、石榴、柿子等含鞣酸的食物同食。

河虾味甘，性温。具有补肾壮阳、养血固精、开胃、化痰、化瘀等功效。用于肾虚阳痿、遗精早泄、筋骨疼痛、手脚抽搐、乳汁不通、身体虚弱、神经衰弱等症。

方蟹科

河蟹

| 简介 |

河蟹又称中华绒螯蟹、大闸蟹、毛蟹等，为方蟹科淡水蟹。河蟹为外骨骼节肢动物，具有青灰色坚硬的外壳。壳体近方圆形，上半部边缘疏生锯齿，下半部中间有凹陷槽；头部生有短棒状可转动的眼睛；体两侧各生有4条多节的腿，腿上生有黄褐色硬毛；腹部前方生有2个粗大多节的螯肢，

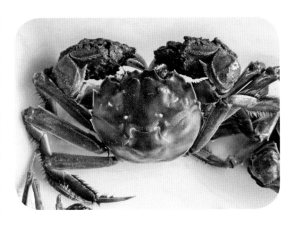

在螯钳下部密生一团柔软的茸毛。公螃蟹腹部末端为尖脐，母螃蟹腹部末端为圆脐。螃蟹一生需要经过多次脱壳才能长大。我国河蟹分布较广，从辽宁的河口至福建的闽江口均有分布，亦可人工养殖。河蟹喜在河湖、沟渠中生活。也可在稻田中围栏饲养，即可提高土地利用率，又可增加经济收入。菊黄枫红蟹正肥，金秋时节是吃螃蟹的最佳时节。主要用于蒸食、制作醉蟹、晒制蟹黄干等。蟹黄还可制作多种菜肴。常见著名菜肴有清蒸大闸蟹、黄酒醉河蟹等。

| 营养成分 |

每100克含量				
蛋白质 17.5 克	脂肪 2.6 克	碳水化合物 2.3 克	维生素 A 389 微克	维生素 B_1 0.06 毫克
维生素 B_2 0.28 毫克	维生素 B_3 1.7 毫克	维生素 E 6.1 毫克	钾 181 毫克	钠 193.5 毫克
钙 126 毫克	镁 23 毫克	铁 2.9 毫克	锌 3.68 毫克	锰 0.42 毫克
铜 2.97 毫克	磷 182 毫克	硒 56.72 微克	胆固醇 267 毫克	热量 103 千卡

| 保健功效 |

　　河蟹肉质鲜美，营养丰富，具有独特的风味，对身体有很好的滋补作用。所富含的钙、磷、镁、铁等矿物质，可促进骨骼和牙齿生长发育。螃蟹富含维生素A，有利于保护视力、预防夜盲症。螃蟹含有丰富的甲壳素，可清除血液中的胆固醇，保护血管，减少心脑血管疾病的发生。吃螃蟹对结核病康复有益。吃螃蟹时佐以醋、姜末、黄酒，可起到杀菌、驱寒和解毒作用。对甲壳类动物过敏者不宜食用。螃蟹属寒性物质，患有脾胃虚寒、胃肠病、腹泻、胆囊炎、胆结石、肝炎者应忌食。螃蟹胆固醇含量较高，患有高血压、高血脂、动脉硬化者不宜食用。河蟹不宜与柿子、石榴等含鞣质成分的水果或果汁同食。死螃蟹不可食用，以防食用后中毒。

　　河蟹味咸，性寒。具有清热散血、益肾补髓、益气、养筋等功效。用于胸热烦闷、筋骨损伤、肝虚血少、肾亏、骨软、烫伤等症。

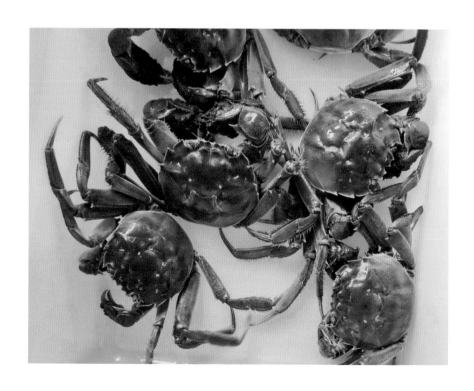

蚌科

河蚌

| 简介 |

河蚌又称河蛤蜊、淡水珍珠蚌等，为蚌科淡水贝壳类动物。我国各地有分布，种类较多，亦可人工饲养。喜生活在江河、湖泊、水库底层的泥土中。河蚌还可获取淡水珍珠。主要用于油爆、煮汤等。

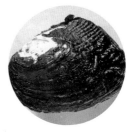

| 营养成分 |

每100克含量				
蛋白质 10.9 克	脂肪 0.8 克	碳水化合物 0.7 克	维生素 A 243 微克	维生素 B_1 0.01 毫克
维生素 B_2 0.18 毫克	维生素 B_3 0.7 毫克	维生素 E 1.36 毫克	钾 17 毫克	钠 17.4 毫克
钙 248 毫克	镁 16 毫克	铁 26.6 毫克	锌 6.23 毫克	锰 59.61 毫克
铜 0.11 毫克	磷 305 毫克	硒 20.24 微克	胆固醇 148 毫克	热量 54 千卡

| 保健功效 |

河蚌富含钙、磷、铁、锰等元素，可促进骨骼生长、预防缺铁性贫血。河蚌富含锌和镁，锌能促进身体生长发育，也是胰脏制造胰岛素必需的元素，适合消渴病人食用。镁元素可参与体内新陈代谢，可增强血管弹性，预防心脑血管疾病。河蚌富含维生素A，可保护视力、预防夜盲症。河蚌肉为寒性食物，脾胃虚寒、腹泻者不宜食用。

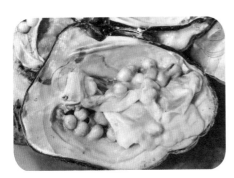

河蚌味甘，性寒。具有清热解毒、滋阴明目、安神静心、消炎生肌、止咳化痰等功效。用于湿热痈疮、目赤肿痛、烦热口渴、消渴、小便不利等症。珍珠味咸，性寒。具有安神定惊、明目消翳等功效。用于惊悸失眠、惊风癫痫、目翳、疮疡不敛等症。

田螺科

螺蛳

| 简介 |

螺蛳又称田螺、蜗篱、蛳螺等，为田螺科淡水蜗居动物。我国各地有分布，种类较多。喜生活在江河、湖泊、池塘、水库、水田中。买回的螺蛳应在清水中饲养几天，在水中滴几滴香油可促进螺蛳体内泥土的排出，多换几次水，无泥土时方可制作菜肴。主要用于炒食、煮食等。常见菜肴有麻辣螺蛳、螺蛳肉炒酸菜等。

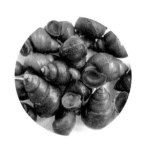

| 营养成分 |

每100克含量					
蛋白质 7.5克	脂肪 0.6克	碳水化合物 6克	维生素 B₂ 0.28 毫克	维生素 B₃ 2 毫克	维生素 E 0.43 毫克
钾 75 毫克	钠 252.6 毫克	钙 156 毫克	铁 1.4 毫克	锌 10.27 毫克	镁 178 毫克
锰 1.05 毫克	铜 1.52 毫克	磷 98 毫克	硒 16.95 微克	胆固醇 86 毫克	热量 59 千卡

| 保健功效 |

螺蛳富含蛋白质，为低脂肪、低热量的食物，一般人群均可食用。我国许多地方有在中秋节吃螺蛳的习惯。螺蛳肉为寒性食物，富含多种维生素、矿物质等营养成分，有消食调胃、利五脏、清热明目等作用。慢性胃肠炎者不宜食用。螺蛳体内常附生有寄生虫等，必须充分烹制熟后方可食用。

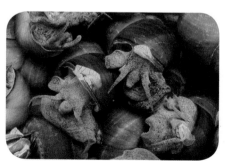

螺蛳味甘、咸，性寒。具有清热解毒、除湿利水、明目等功效。用于烦热口渴、目赤翳障、小便不畅、黄疸、脚气、水肿、痔疮、便血、疔疮肿毒、消渴等症。

蛙科

青蛙

| 简介 |

青蛙又称田鸡、坐鱼等，为蛙科淡水两栖动物。我国大部分地区有分布。生活在河湖、水库、水沟、池塘、小溪、沼泽地、水田中。常见种类有黑斑蛙、金线蛙、中国林蛙等。有些种类有毒，不可食用。野生青蛙为保护动物，严禁捕食。市场上出售的青蛙为人工养殖蛙。青蛙肉主要用于油焖、红烧等。常见菜肴有油焖青蛙、红烧青蛙等。

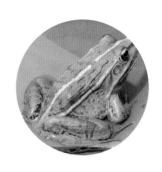

| 营养成分 |

每 100 克含量				
蛋白质 20.5 克	脂肪 1.2 克	碳水化合物 4.7 克	维生素 A 7 微克	维生素 B$_1$ 0.26 毫克
维生素 B$_2$ 0.28 毫克	维生素 B$_3$ 9 毫克	维生素 E 0.55 毫克	钾 280 毫克	钙 127 毫克
铁 1.5 毫克	锌 1.15 毫克	镁 20 毫克	锰 0.04 毫克	铜 0.05 毫克
磷 200 毫克	硒 16.1 微克	胆固醇 40 毫克	热量 93 千卡	

| 保健功效 |

青蛙肉为高蛋白、低脂肪、低胆固醇、低热量食物。青蛙肉含有丰富的蛋白质，钙、磷、镁等矿物元素，可促进身体发育、预防中老年人骨质疏松。青蛙有较好的利水消肿作用，适合患有心性水肿或肾性水肿的病人食用。青蛙富含锌、硒等微量元素，并含维生素E、维生素B$_3$等，可抗氧化、滋润皮肤、延缓肌体衰老。

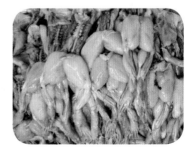

青蛙味甘，性凉。具有清热解毒、利水消肿、补虚、止咳等功效。用于体质虚弱、脾胃不健、神经衰弱、水肿鼓胀、疳积、痢疾等症。

牛蛙

| 简介 |

牛蛙又称美国青蛙，为蛙科淡水两栖动物。牛蛙体型粗大，皮肤粗糙，体背褐绿色至土黄绿色，体表散生黑色斑点和许多瘤状小凸起，腹面白色；头宽扁，吻端钝圆，眼球外凸；鼓膜很大，鸣叫时声音洪亮。成蛙体长可达20厘米。牛蛙原产地在北美洲落基山以东地区，北至加拿大，南到佛罗里达州北部。1959年引入我国。现我国许多地区有

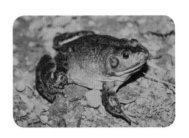

自然分布，亦可人工养殖。喜在水草茂盛的水域中生活。牛蛙肉质肥厚，味道鲜美，主要用于油焖、红烧等。常见菜肴有油焖牛蛙等。

| 营养成分 |

每100克牛蛙肉含蛋白质19.9克、脂肪0.3克，尚含多种维生素和矿物质等成分。

| 保健功效 |

牛蛙为高蛋白、低脂肪、低胆固醇肉类食物，适合消化功能差、胃酸过多及体质弱者食用。牛蛙肉有促进人体气血旺盛、滋阴壮阳、养心安神等作用。牛蛙油可制作高级润滑油。

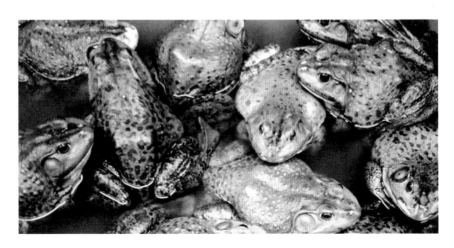

鳖科

甲鱼

| 简介 |

　　甲鱼又称中华鳖、王八、团鱼、脚鱼、鼋鱼等，为鳖科淡水两栖爬行动物。我国除青海、新疆、宁夏、西藏未见报道外，其他地区均有分布，各地有人工养殖。栖息在河流、湖泊、水库、溪流、池塘中。甲鱼肉质鲜美，为上等美味佳肴，也是常用滋补佳品。主要用于清炖、红烧、黄焖等。常见菜肴有清炖甲鱼、红烧甲鱼、黄焖甲鱼等。

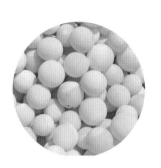

| 营养成分 |

每100克含量				
蛋白质 17.8 克	脂肪 4.3 克	碳水化合物 2.1 克	维生素 A 139 微克	维生素 B$_1$ 0.07 毫克
维生素 B$_2$ 0.14 毫克	维生素 B$_3$ 3.3 毫克	维生素 E 1.88 毫克	钾 196 毫克	钠 96.9 毫克
钙 70 毫克	铁 2.8 毫克	锌 2.31 毫克	镁 15 毫克	锰 0.05 毫克
铜 0.12 毫克	磷 114 毫克	硒 15.19 微克	胆固醇 101 毫克	热量 118 千卡

| 保健功效 |

　　甲鱼营养丰富，能提高人体免疫力，可抑制癌细胞，缓解因化疗和放疗而引起的贫血、虚弱、白细胞减少等症。食用甲鱼对肺结核、贫血、体质虚弱等有辅助治疗作用。甲鱼壳熬制的胶质，可防治肾亏虚弱、头晕、阳痿、遗精等

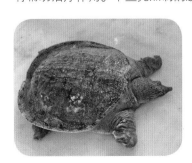

症。患有胃肠疾病、便溏、胆囊炎、孕妇及产后虚寒者不宜食用。甲鱼不宜与鸡蛋、苋菜、芹菜等同食。

　　甲鱼味甘，性平。具有滋阴凉血、益气补虚等功效。用于肝肾两虚、骨蒸潮热、羸瘦乏力、虚劳咳嗽、崩漏失血等症。甲鱼血味甘、咸，性平。具有祛风活血、清热等功效。用于骨蒸劳热、口眼㖞斜等症。

龟科

乌龟

| 简介 |

乌龟又称草龟、金龟、墨龟、水龟等，为龟科淡水两栖爬行动物。我国除东北、西北、华北地区外，其他地区有分布，各地有养殖。喜栖息在河湖、沼塘、溪流、河流及潮湿地带的草丛中。主要用于红烧、清蒸等。著名菜肴有白果烧金龟、虫草炖乌龟、潇湘元龟、清蒸党龟等。

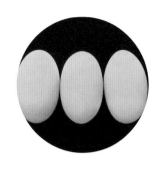

| 营养成分 |

乌龟肉含蛋白质、脂肪、多种氨基酸、碳水化合物、多种维生素、多种矿物质等营养成分。龟甲中含有胶质、角蛋白、脂肪，尚含冬氨酸、苏氨酸、谷氨酸、丝氨酸等17种氨基酸及多种矿物质等成分。

| 保健功效 |

乌龟肉蛋白质含量高达16.7%，脂肪酸中二十五碳酸五烯酸（EPA）占1.55%，二十二碳六烯酸（DHA）占1.56%，含量远高于海鱼和贝类，DHA和EPA有降低人体内胆固醇，抗血栓形成，抗动脉粥样硬化，抗衰老等作用。龟甲熬制的胶质，有滋阴补血、止血作用，可用于阴虚血亏、劳热骨蒸、烦热惊悸、肾虚腰痛、脚膝萎弱等症。孕妇及胃有寒湿者不宜食用。

乌龟肉味甘、咸，性平。具有养阴清肺、益肾填精、补血止血等功效。用

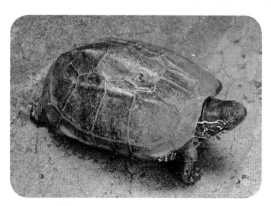

于体弱血虚、阴虚骨蒸潮热、筋骨疼痛、咳嗽、咯血、痔疮出血、血痢等症。龟甲（乌龟的甲壳）味甘、咸，性平。具有滋阴壮阳、补肾，健骨等功效。用于肾阴不足、腰痛、遗精、骨蒸劳热、吐血、衄血、久咳、久痢、崩漏、带下、痔疮、小儿囟门不合等症。

[第三节　海水鱼类]

鲳科

平鱼

|简介|

　　平鱼又称鲳鱼、白鲳、银鲳、镜鱼等，为鲳科海水鱼。我国分布于东海、黄海、渤海、南海等地。喜在近海域中下层活动。平鱼肉厚细嫩，刺少味美，为著名的海产品，是人们经常食用的鱼类。天津有"一平、二快、三鳓目"的顺口溜。一平是指平鱼；二快是指快鱼（鳓鱼、白磷鱼）；三鳓目是指鳓目鱼，可见平鱼的食用地位之高。主要用于红烧、清蒸、煎炸等。著名菜肴有上海新雅粤菜馆的烟鲳鱼等。

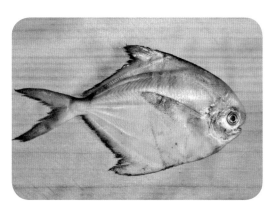

|营养成分|

每100 克含量				
蛋白质 18.5 克	脂肪 7.8 克	维生素 A 24 微克	维生素 B_1 0.04 毫克	维生素 B_2 0.07 毫克
维生素 B_3 2.1 毫克	维生素 E 1.26 毫克	钾 328 毫克	钠 62.5 毫克	钙 46 毫克
镁 39 毫克	铁 1.1 毫克	锌 0.8 毫克	锰 0.07 毫克	铜 0.14 毫克
磷 155 毫克	硒 27.2 微克	胆固醇 77 毫克	热量 140 千卡	

| 保健功效 |

　　平鱼富含蛋白质和不饱和脂肪酸，可降低人体血液中的胆固醇，减少心脑血管疾病的发生。平鱼富含镁、硒等微量元素，对冠状动脉和心血管疾病有预防作用。经常食用平鱼，可滋润皮肤、延缓机体衰老。患有皮肤病和慢性疾病者不宜食用。平鱼不宜与羊肉同食。

　　平鱼味甘，性平。具有益气养血、补胃益精、舒筋腱骨等功效。用于消化不良、食欲不振、气血不足、倦怠乏力、久病体虚、心悸失眠、筋骨酸痛、四肢麻木、阳痿早泄等症。

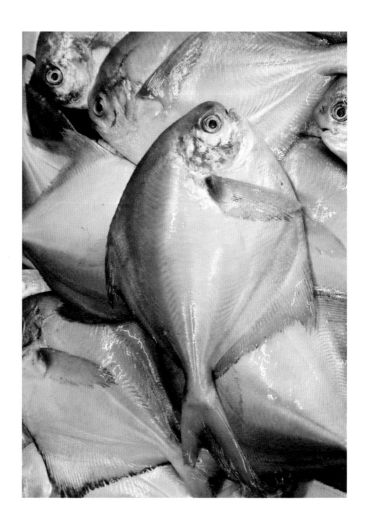

鲅科

鲅鱼

| 简介 |

鲅鱼又称蓝点马鲛鱼、斑点马鲛鱼、巴鱼等，为鲅科海水鱼。鲅鱼长梭形侧扁，鳞细小；背鳍2个，第一背鳍大，第二背鳍短小，两鳍之间间隔短；背鳍和臀鳍之后各有有8～9个小鳍；胸鳍和腹鳍短小；尾鳍深叉状；背部黑蓝色，腹部银灰色，体侧中上部有许多蓝黑色排列不规则的圆形斑点，故称蓝点马鲛鱼。我国分布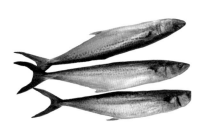于东海、黄海、渤海等。喜在海域的中上层活动。鲅鱼肉厚刺少，是人们经常食用的海鱼。主要用于红烧，制作鱼肉馅、鱼丸子、熏鱼、罐头，晒制干品等。常见菜肴有红烧鲅鱼、干炸鲅鱼、熘鲅鱼、鲅鱼馅饺子等。

| 营养成分 |

每100克含量				
蛋白质 21.2 克	脂肪 3.1 克	碳水化合物 2.2 克	维生素 A 19 微克	维生素 B$_1$ 0.03 毫克
维生素 B$_2$ 0.04 毫克	维生素 B$_3$ 2.1 毫克	维生素 E 0.71 毫克	钾 370 毫克	钠 5350 毫克
钙 35 毫克	镁 50 毫克	铁 0.8 毫克	锌 1.4 毫克	锰 0.03 毫克
铜 0.37 毫克	磷 130 毫克	硒 51.8 微克	胆固醇 75 毫克	热量 122 千卡

| 保健功效 |

鲅鱼为高蛋白质、低脂肪、低胆固醇的食物，一般人均适合食用。鲅鱼肉质肥美细嫩，吃法较多，营养物质易被人体吸收，可增进食欲。鲅鱼鱼肝富含维生素A和维生素D，可提取鱼肝油，但须经专业技术部门脱毒处理后方可食用。

鲅鱼味甘，性温。具有滋补强身、健脾益胃等功效。用于体质虚弱、营养不良、贫血、疲乏无力、神经衰弱、咳喘等症。

鲭科

鲐鱼

| 简介 |

　　鲐鱼又称青花鱼、鲐巴鱼、油筒鱼等，为鲭科海水鱼。鲐鱼体呈纺锤形，有蓝色金属光泽，体长一般在20～40厘米之间，背部黑青色，腹部淡青白色，体侧中上部有许多不规则深蓝黑色条纹；背鳍2个，两鳍之间间隔远离，背鳍和臀鳍之后各有数个小鳍；胸鳍和腹鳍短小；尾鳍深叉状。我国分布于黄海、东海、南海等地。春、夏季喜在海域的中上层活动。该鱼有较强的趋光性，渔民常用灯光诱捕。鲐鱼为廉价物美的海产品。鲐鱼腥味较重，一般用于红烧、制作罐头等。常见菜肴有红烧鲐鱼、清炖鲐鱼等。

| 营养成分 |

每100克含量				
蛋白质 19.9 克	脂肪 7.4 克	碳水化合物 2.2 克	维生素 A 38 微克	维生素 B$_1$ 0.08 毫克
维生素 B$_2$ 0.12 毫克	维生素 B$_3$ 8.8 毫克	维生素 E 0.55 毫克	钾 263 毫克	钠 87.7 毫克
钙 50 毫克	镁 47 毫克	铁 1.5 毫克	锌 1.02 毫克	锰 0.04 毫克
铜 0.09 毫克	磷 247 毫克	硒 57.98 微克	胆固醇 77 毫克	热量 155 千卡

| 保健功效 |

　　鲐鱼肉质紧实，富含蛋白质和多种营养物质，一般人群均可食用。鲐鱼脂肪含量较多，肝脏含有丰富的维生素，可分别提取人造奶油和鱼肝油。鲐鱼富含维生素A，可滋润皮肤、保护眼睛、预防夜盲症。鲐鱼肉还可制作成肉浸膏，是一种可溶性含氮化合物，容易被人体吸收，可作为体质虚弱、结核病、食欲不振、孕妇、产妇的营养品。不得食用不新鲜或腐败的鲐鱼，否则会出现头痛、荨麻疹等过敏症状。

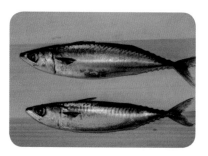

　　鲐鱼味甘，性平。具有滋补强壮等功效。用于慢性胃肠病、肺痨虚损、神经衰弱等症。

石首鱼科

黄花鱼

| 简介 |

　　黄花鱼又称黄鱼、石首鱼等，为石首鱼科海水鱼。黄花鱼的鱼头中有两颗白色坚硬近椭圆形的石头，叫鱼脑石，故又称为石首鱼。黄花鱼有大黄花鱼和小黄花鱼之分。我国大黄鱼分布于黄海、东海和南海；小黄鱼产于渤海、黄海和东海北部。大黄鱼喜生活在近海域的中下层；小黄鱼喜生活在近海域有泥沙的底层。黄花鱼是人们日常生活中最喜欢食用的鱼类之一。黄花鱼肉质细嫩，刺少肉厚，为鱼中之上品。主要用于红烧、油炸、清炖等。常见菜肴有红烧黄鱼、拖煎黄鱼、干炸黄花鱼等。

| 营养成分 |

每100克大黄花鱼含量				
蛋白质 17.7 克	脂肪 2.5 克	碳水化合物 0.8 克	维生素 A 10 微克	维生素 B_1 0.03 毫克
维生素 B_2 0.1 毫克	维生素 B_3 1.9 毫克	维生素 E 1.13 毫克	钾 263 毫克	钠 120.3 毫克
钙 53 毫克	镁 39 毫克	铁 0.7 毫克	锌 0.58 毫克	锰 0.02 毫克
铜 0.04 毫克	磷 174 毫克	硒 42.6 微克	胆固醇 86 毫克	热量 96 千卡

每100克小黄花鱼含量				
蛋白质 17.9 克	脂肪 3 克	碳水化合物 0.1 克	维生素 A 10 微克	维生素 B_1 0.04 毫克
维生素 B_2 0.04 毫克	维生素 B_3 2.3 毫克	维生素 E 1.19 毫克	钾 228 毫克	钠 103 毫克
钙 78 毫克	镁 28 毫克	铁 0.9 毫克	锌 0.94 毫克	锰 0.05 毫克
铜 0.04 毫克	磷 188 毫克	硒 55.2 微克	胆固醇 74 毫克	热量 99 千卡

| 保健功效 |

黄花鱼肉质肥美，含有丰富的蛋白质、多种氨基酸、维生素和微量元素等成分，可抗氧化、清除人体内的自由基、滋润皮肤、延缓衰老。黄花鱼鳔为高蛋白、低脂肪，含有多种氨基酸、多种维生素、矿物质和胶原蛋白的食物，对人体有很好的补益作用。胶原蛋白可增强肌肉的弹性和耐力，滋养皮肤。鱼鳔还可保护成年男子的性功能，对阳痿遗精患者有较好的食疗作用。患有哮喘病和过敏体质者不宜食用。

黄花鱼味甘，性平。具有补虚益精、益气健脾、开胃消食、养心安神等功效。用于体质虚弱、面黄消瘦、脾胃虚弱、神疲力乏、食欲不振、痢疾、失眠、心悸健忘等症。鱼脑石味咸，性平。具有化石、通淋、消炎等功效。用于中耳炎、鼻炎、石淋、小便不利等症。

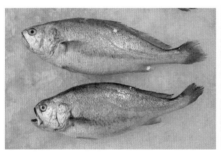

大黄花鱼

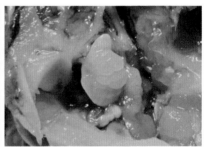

头骨内的耳石

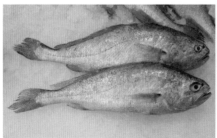

小黄花鱼

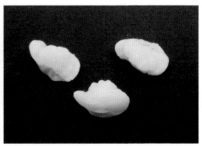

中药称为鱼脑石

鱼鳔

|简介|

鱼鳔又称鱼浮、鱼肚等，为多种鱼体内的白色鱼鳔，是鱼的沉浮器官。常被用来食用的鱼鳔有海水黄花鱼、鮸鱼；鳇科淡水江团鱼；淡水鲟鱼；淡水鲤鱼、胖头鱼等。杀鱼时将鱼鳔取出，清水洗净后，可直接鲜用或压扁晒干后备用。干品需要泡发后方可制作菜肴。鱼鳔为名贵水产品，常用于宴席招待嘉宾。我国浙江定海一带常将鮸鱼鱼鳔中灌入鸡

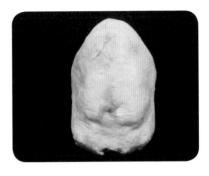

蛋蒸熟后，给儿童和老年人食用。主要用于红烧、油焖、油炸、煮汤、煮粥等。常见菜肴有虾子烧鱼肚、烧炸鱼肚等。

|营养成分|

鱼鳔含蛋白质、脂肪、甘氨酸、丙氨酸、谷氨酸、脯氨酸、精氨酸、天冬氨酸、骨胶原、多种矿物质等营养成分。不同种类的鱼鳔其营养成分含量有所不同。

|保健功效|

鱼鳔为高蛋白食物，富含多种矿物质和多种氨基酸，一般人均可食用。所含的骨胶原水煮加热后则水解成明胶，有利于人体吸收，有护肤美容作用。

鱼鳔味甘，性平。具有补肾益精、滋养筋脉、消肿散瘀、止血等功效。用于肾虚遗精、产后风痉、创伤出血、吐血、崩漏、痔疮等症。

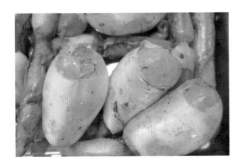

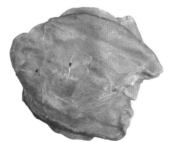

鱼鳔干制品

带鱼科

带鱼

| 简介 |

　　带鱼又称海刀鱼、鳞刀鱼、鞭鱼等，为带鱼科海水鱼。带鱼银白色，体扁平狭长呈带状，尾细如鞭，故名带鱼。我国各海域均有分布。带鱼被称为我国三大海产经济鱼之首。带鱼白天喜在海域的中下层活动，夜间上游到水上层活动。国内以舟山出产的带鱼品质最好。带鱼是人们日常生活中最喜欢食用的鱼类之一。主要用于红烧、油炸、腌制咸带鱼、制作带鱼罐头等。常见菜肴有红烧带鱼、干炸带鱼等。

| 营养成分 |

每 100 克含量				
蛋白质 17.7 克	脂肪 4.9 克	碳水化合物 3.1 克	维生素 A 29 微克	维生素 B$_1$ 0.02 毫克
维生素 B$_2$ 0.06 毫克	维生素 B$_3$ 2.8 毫克	维生素 E 0.82 毫克	钾 280 毫克	钠 150 毫克
钙 28 毫克	镁 43 毫克	铁 1.2 毫克	锌 0.7 毫克	锰 0.17 毫克
铜 0.08 毫克	磷 191 毫克	硒 36.57 微克	胆固醇 76 毫克	热量 127 千卡

| 保健功效 |

　　带鱼肉质细嫩肥润，刺少味道鲜美，营养丰富。带鱼所含的不饱和脂肪酸，具有降低胆固醇的作用。所富含的镁元素，对血管有很好的保护作用，有利于预防高血压、心肌梗死等心血管疾病。常吃带鱼还可养肝补血、补益五脏、润肤养发。做带鱼时最好不要刮鱼鳞，因为鱼鳞含有丰富的卵磷脂，卵磷脂被人体吸收后分解出胆碱，可健脑、增强记忆力，对老年人和脑力工作者十分有益。带鱼不宜与奶同食，奶会破坏带鱼中的镁，影响对镁的吸收。患有疥疮、湿疹、哮喘、过敏等症者应慎食。

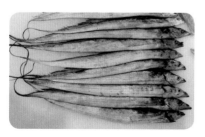

　　带鱼味甘，性温。具有补虚损、益气血、润肌肤等功效。用于体虚赢瘦、营养不良、血虚头晕、气短乏力、产妇缺乳、皮肤干燥等症。

鮨科

鲈鱼

| 简介 |

鲈鱼又称海鲈鱼、中国花鲈、花鲈、青鲈、板鲈、寨花、四鳃鱼等，为鮨科鱼类。鲈鱼近梭形侧扁，鳞片小；头小，口大；前鳃盖骨后下缘有4个棘刺，鳃盖骨后方有1个尖而扁平的棘刺；体背部青灰色，腹部白色；背部和背鳍鳍棘上疏生大小不等的黑色斑点；尾鳍叉状。我国沿海均有分布，黄海、渤海较多，亦可人工饲养。鲈鱼为近岸浅海中下层鱼，亦可进入淡水中。鲈鱼肉质白嫩细腻，无腥味。主要用于清蒸、红烧、炖汤等。常见菜肴有清蒸鲈鱼、红烧鲈鱼等。

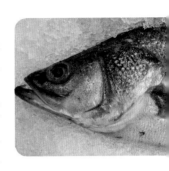

| 营养成分 |

每100克含量				
蛋白质 18.6 克	脂肪 3.4 克	维生素 A 19 微克	维生素 B$_1$ 0.03 毫克	维生素 B$_2$ 0.17 毫克
维生素 B$_3$ 3.1 毫克	维生素 E 0.75 毫克	钾 205 毫克	钠 144.1 毫克	钙 138 毫克
镁 37 毫克	铁 2 毫克	锌 2.83 毫克	锰 0.04 毫克	铜 0.05 毫克
磷 242 毫克		硒 33.06 微克	胆固醇 86 毫克	热量 105 千卡

| 保健功效 |

鲈鱼为高蛋白、低脂肪、低胆固醇的食物，富含多种维生素和多种矿物

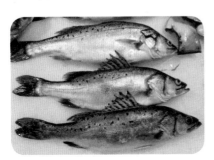

质，肉质细嫩易被人体消化吸收，适合肝肾虚弱、胎动不安、失眠健忘、手术后伤口愈合慢者食用。患有皮肤病者不宜食用。

鲈鱼味甘，性平。具有补肝肾、益脾胃等功效。用于肝肾不足、腰膝酸软、脾胃虚弱、消瘦乏力、产后少乳、消化不良等症。

石斑鱼科

石斑鱼

| 简介 |

石斑鱼又称花石斑、老虎斑、过
鱼、脍鱼等，为海水鱼。石斑鱼种类较
多，有多种体色。石斑鱼体长椭圆形，
粗壮侧扁，体侧有条纹及斑点；口大，
眼睛生在头侧的上方；鳍上密生黑色斑
点，背鳍前多半部具多根棘刺，尾鳍圆

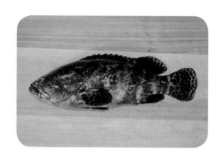

形。我国分布于南海、东海等海域，亦
可人工养殖。石斑鱼为暖水性中下层
鱼类，栖息在海底岩礁处。石斑鱼肉质细嫩鲜美，为名贵食用鱼。主要用于清
蒸、煎炸、煮汤等。常见菜肴有清蒸石斑鱼、清炒石斑鱼、炸烹石斑鱼等。

| 营养成分 |

石斑鱼含蛋白质、脂肪、碳水化合物、多种维生素、多种矿物质等成分。

| 保健功效 |

石斑鱼蛋白质含量高，脂肪含量低，除含人体代谢必需的氨基酸外，还富
含铁、钙、磷等矿物质及多种维生素。鱼皮中含有胶质，对促进上皮组织的完
整生长和胶原细胞的合成有重要作用。经常食用石斑鱼有润肤养颜美容作用。
患有痛风者不宜食用。

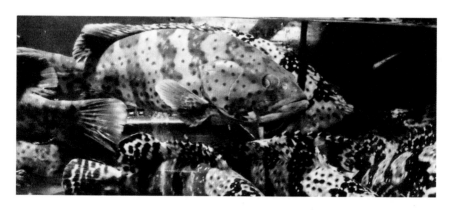

鲱科

快鱼

| 简介 |

快鱼又称鲹鱼、鰳鱼、白磷鱼、鲞鱼、力鱼等，为海水鱼。快鱼体侧扁，背部青灰色，腹部银白色；头小，上口式，唇厚；鳞片大而白，故又称为白鳞鱼。我国分布于东海、黄海、渤海、南海。快鱼白天喜在海域的中下层活动，夜晚喜在中上层活动。快鱼为沿海地区的重要经济鱼类之一。快鱼肉质细嫩，味道极鲜美，但是细刺很多。主要用于红烧、清蒸、熬鱼汤、晾晒咸鱼干等。常见菜肴有清蒸快鱼、清炖快鱼等。腌制的咸快鱼俗称咸鲞鱼，著名的菜肴有广东的糟白鱼鲞。

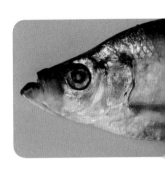

| 营养成分 |

每 100 克含量					
蛋白质 20.7 克	脂肪 8.5 克	维生素 B_2 0.02 毫克	维生素 E 1.83 毫克	钾 246 毫克	钠 47.8 毫克
钙 39 毫克	镁 28 毫克	铁 1.3 毫克	锌 1.12 毫克	锰 0.02 毫克	铜 0.07 毫克
磷 203 毫克		硒 35.65 微克		胆固醇 76 毫克	热量 159 千卡

| 保健功效 |

快鱼含有丰富的蛋白质和脂肪，富含多种不饱和脂肪酸，可降低血液中的胆固醇，预防血管硬化、高血压和冠心病。快鱼富含硒元素，可清除人体内

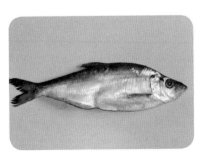

的自由基、抗氧化、延缓肌体衰老。新鲜快鱼的鱼鳞含有油脂，做清蒸鱼时可不刮鱼鳞，以保障更加鲜美的味道和获取更多的营养物质。患有皮肤病、肾炎、过敏体质者不宜食用。

快鱼味甘，性平。具有健脾开胃、养心安神、滋补强壮等功效。用于脾胃虚弱、食欲不振、心悸、气短乏力、慢性腹泻、水肿等症。

鲻科

梭鱼

| 简介 |

梭鱼又称鲻鱼、乌鲻、肉棍子、脂鱼、子鱼等，为鲻科海水鱼。梭鱼体近圆筒形，略侧扁，背部平，腹部浅弧形；体侧上半部青灰色，下半部白色；头扁，前口位，鳃口较大；背鳍2个，远离，尾鳍浅叉状。鲻科同属的种类还有棱鲻和梭鲻，它们三者之间的形态很相似。我国分布于东海、黄海、渤海、南海，亦可人工饲养。梭鱼喜在近海域的中上层活动，也可在海与河交汇口处生存。梭鱼肉厚鲜嫩、刺少味美，为人们喜爱的鱼类之一。主要用于红烧、清蒸、酱汁、炖汤等。梭鱼的鱼子有很高的食用价值，渔民常将捕获后雌鱼的卵块取出压扁晒干，成品鱼子呈琥珀色，半透明、味道极鲜美，常用来招待宾客。

| 营养成分 |

每 100 克含量					
蛋白质 18.9 克	脂肪 4.8 克	维生素 B_1 0.02 毫克	维生素 B_2 0.13 毫克	维生素 B_3 2.3 毫克	维生素 E 3.34 毫克
钾 245 毫克	钠 71.4 毫克	钙 19 毫克	镁 25 毫克	铁 0.5 毫克	锌 0.82 毫克
锰 0.02 毫克	铜 0.03 毫克	磷 183 毫克	硒 16.8 微克	胆固醇 99 毫克	热量 119 千卡

| 保健功效 |

梭鱼肉质细嫩，刺少，营养丰富，易于消化吸收，适合儿童和老年人食用。梭鱼富含蛋白质、多种氨基酸、不饱和脂肪酸、卵磷脂、维生素 B_6（吡哆素）等营养成分，经常食用有促进生长发育、保护皮肤、安神健脑作用。梭鱼

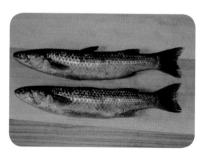

的药用始见北宋《开宝草本》载云："主开胃，通利五脏，久食令人肥健"。患有阴虚喘咳者宜忌食。

梭鱼味甘，性平。具有健脾益气、消食导滞、补虚损、益筋骨等功效。用于脾胃虚弱、消化不良、食欲不振、体弱气虚、贫血、小儿疳积、妇女产后缺乳等症。

鲆科

比目鱼

| 简介 |

比目鱼又称偏口鱼、牙鲆鱼、獭目鱼、鲽鱼等,为鲆科海水鱼。种类较多。比目鱼体扁平,两只眼睛都生在头部的一侧,身体背面为黑灰色,腹面大部分为白色。我国分布于各沿海。喜在海底层活动。比目鱼刺很少,肉质细嫩,味道鲜美,为海水鱼中的上品,深受人们喜爱。主要用于清蒸、红烧等。常见菜肴有清蒸比目鱼等。

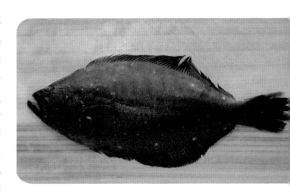

| 营养成分 |

每 100 克含量				
蛋白质 21.1 克	脂肪 2.3 克	碳水化合物 0.5 克	维生素 A 115 微克	维生素 B$_1$ 0.03 毫克
维生素 B$_2$ 0.04 毫克	维生素 B$_3$ 1.5 毫克	维生素 E 2.35 毫克	钾 317 毫克	钠 66.7 毫克
钙 107 毫克	镁 32 毫克	铁 1 毫克	锌 0.92 毫克	锰 0.11 毫克
铜 0.06 毫克	磷 135 毫克	硒 37 微克	胆固醇 73 毫克	热量 105 千卡

| 保健功效 |

比目鱼富含蛋白质、不饱和脂肪酸,可降低人体血液中的胆固醇、预防心脑血管疾病。比目鱼含有丰富的维生素A,可保护视力、预防夜盲症。比目鱼钙、磷、钾、镁等矿物质含量较高,可促进骨骼生长发育。患有体胖痰火者不宜食用。

比目鱼味甘,性平。具有健脾益气、消炎解毒等功效。用于体虚劳伤、倦怠乏力、痢疾、肠炎等症。

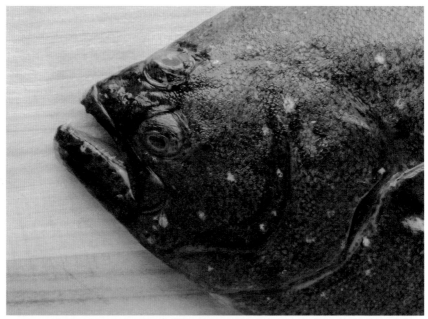

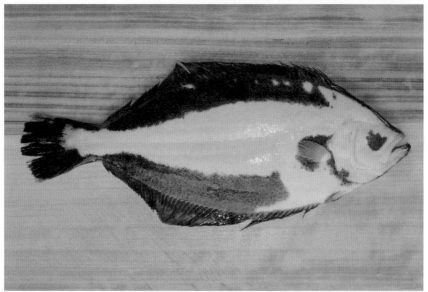

多宝鱼

| 简介 |

多宝鱼又称蝴蝶鱼、大菱等，为鲆科海水鱼。多宝鱼体扁平近菱形，背面灰绿色或黑绿色，密被黑色小斑点和小瘤状凸起，腹面白色；头小而扁，眼睛小，两只眼睛生在头部的偏右侧；胸鳍小，着生在鳃盖的后方；背鳍和臀鳍均呈狭长三角状，伸达近尾部，密被小黑斑；尾鳍近方形，密被短线条斑。1992年从英国引进我国，为欧洲特有鱼

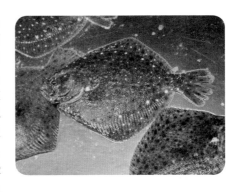

种。现我国许多地方有人工养殖。多宝鱼为海域底层活动的鱼类。多宝鱼内脏比例小，可食用肉率高，肉质肥美细嫩，刺少，味道鲜美，为海洋鱼中的佳品，深受人们喜爱。主要用于清蒸等。常见菜肴有清蒸多宝鱼等。

| 营养成分 |

多宝鱼含蛋白质、脂肪、碳水化合物、多种维生素和矿物质等成分。

| 保健功效 |

多宝鱼肉质白嫩细腻，肌间刺少，口感好，鳍边和皮下含有胶质，营养丰富，特别适合儿童及老年人食用。多宝鱼富含胶原蛋白质，可改善皮肤组织细胞的储水功能，增强皮肤的弹性和韧性，延缓皮肤过早皱褶和衰老。经常食用可补肾健脑、滋补强身，提高人体免疫力。

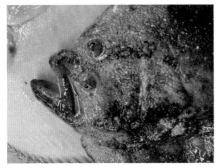

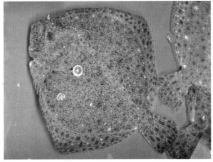

竹刀鱼科

秋刀鱼

| 简介 |

　　秋刀鱼为竹刀鱼科海水鱼。秋刀鱼体纤长略侧扁，长可达35厘米，被细小圆鳞，体背部为暗灰青色，腹面为银白色；体侧中央靠上方具一条银蓝色的纵带；头部前端两颌向前延伸呈短喙状，下颌较上颌凸出；胸鳍小，位于鳃盖的后上方；腹鳍小，位于体中部略后方；背鳍和臀鳍位于身体后的2/3处，均无硬棘，其后方均有数个小离鳍；尾鳍深叉状，基部两侧各有1个肉质卵圆形的隆起脊。我国主要分布于黄海海域。为沿海近岸边上层鱼类，也可进入海河口交汇处的淡水中。秋刀鱼富含蛋白质和脂肪，肉质肥嫩，味道鲜美。主要用于油煎、烧烤等。常见菜肴有油煎秋刀鱼、烧烤秋刀鱼等。

| 营养成分 |

　　每100克秋刀鱼含蛋白质20.7克、二十碳五烯酸（EPA）0.89克、二十二碳六烯酸(DHA)1.39克，尚含碳水化合物、多种维生素和矿物质等成分。

| 保健功效 |

　　秋刀鱼含有人体不可缺少的二十碳五烯酸（EPA）、二十二碳六烯酸(DHA)等不饱和脂肪酸。DHA（俗称脑黄金）具有提高脑细胞的活力、健脑益智作用，适合儿童生长发育和从事脑力劳动者食用。EPA堪称"血管清道夫"，具有降低血液中胆固醇、保护血管、预防高血压、心肌梗死、动脉硬化等作用。

　　秋刀鱼具有滋阴补气等功效。用于阴虚内热、盗汗烦热等症。

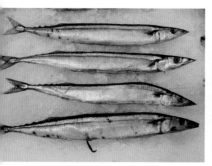
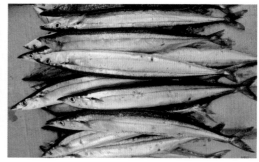

舌鳎科

鳎目鱼

| 简介 |

鳎目鱼又称舌头鱼、鞋底鱼、左口鱼、鳎板等，为舌鳎科海水鱼。鳎目鱼体扁平，似舌头状，背面褐色，腹面灰青白色，体被细小鳞片；口及鳃均生在头的左侧；两只小眼睛均位于头的左侧；背鳍和臀鳍长，均与尾鳍相连；无胸鳍。我国主要种类有宽体舌鳎（分布于我国各近海域）、窄体舌鳎（分布于我国东海、黄海和渤海）、三线舌鳎（分布于我国南海、东海）。喜在海域的底层活动。鳎目鱼肉质细嫩。主要用于油煎、侉炖、红烧等。常见菜肴有油煎鳎目鱼、锅塌鳎目鱼等。

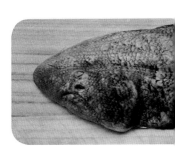

| 营养成分 |

每100克含量				
蛋白质 17.7克	脂肪 1.4克	维生素 A 6 微克	维生素 B_1 0.03 毫克	维生素 B_2 0.05 毫克
维生素 B_3 2.1 毫克	维生素 E 0.64 毫克	钾 309 毫克	钠 138.8 毫克	钙 57 毫克
镁 27 毫克	铁 1.5 毫克	锌 0.05 毫克	锰 0.04 毫克	铜 0.04 毫克
磷 168 毫克	硒 34.63 微克		胆固醇 82 毫克	热量 83 千卡

| 保健功效 |

鳎目鱼为高蛋白质、低脂肪、低胆固醇、低热量食物。肉质细腻鲜美，刺少，无腥味，一般人均可食用。可增强记忆力、预防血栓形成。

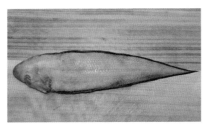

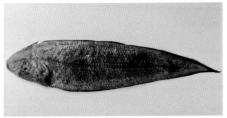

鳕科

| 简介 |

鳕鱼又称明太鱼、鳕狭、大头腥等，为鳕科海水鱼。鳕鱼体形长，前部粗，后部渐细而侧扁，背部有许多黑色小斑，鳞片细小；头大，眼睛大，口前位、鳃孔大；背鳍3个，彼此分开，背鳍呈三角形，尾鳍端部近平截。鳕鱼属冷水鱼类，我国分布黄海北部海域等地。喜在海域的底层群聚活动。鳕鱼肉质细嫩，刺少，味道鲜美，为东北延边朝鲜族人们喜爱吃的鱼类。主要用于清蒸、红烧、晒制鱼干等。常见菜肴有红烧鳕鱼、糖醋鳕鱼、鳕鱼炖豆腐、鳕鱼皮包饭等。

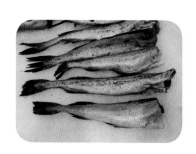

| 营养成分 |

每100克含量				
蛋白质 20.4克	脂肪 0.5克	碳水化合物 0.5克	维生素A 14微克	维生素B₁ 0.04毫克
维生素B₂ 0.13毫克	维生素B₃ 2.7毫克	钾 321毫克	钠 130.3毫克	钙 42毫克
镁 84毫克	铁 0.5毫克	锌 0.86毫克	锰 0.01毫克	铜 0.01毫克
磷 232毫克	硒 24微克		胆固醇 114毫克	热量 88千卡

| 保健功效 |

鳕鱼为高蛋白、低脂肪、低热量食物，一般人群均适合食用。鳕鱼富含不饱和脂肪酸，可辅助降血脂。鳕鱼含有大量的胰岛素，有较好的降血糖作用。鳕鱼肝脏含有维生素A、维生素D，可提取鱼肝油。鳕鱼鱼鳔可制鳔胶，有治疗咯血和滋补强身作用。鳕鱼鱼肝油有敛疮、清热、消炎作用，用于烫伤、烧伤、褥疮等，可促进伤口愈合。经常食用鳕鱼，可预防夜盲症、眼睛干涩、骨质疏松、消渴等症。

鳕鱼肉味甘、咸，性凉。具有活血祛瘀等功效。用于损伤瘀血、脚气、水肿、咯血、多痰、消渴、腹胀、便秘等症。

鲂鮄科

红娘鱼

| 简介 |

红娘鱼又称红娘子、红娃鱼、红角鱼、角鱼等，为海水鱼。红娘鱼体延长，红色或淡红青色，前部粗大，向后渐细，两侧圆钝，鳞片小圆形；头大近方形，头前端扁尖，头部背面及两侧均被骨板，头额鼓起，眼睛大；背鳍2个，分离，第一背鳍有多条棘刺，第二背鳍长方形，无棘刺；胸鳍宽大位低，下方有3根指状游离鳍条；尾鳍略呈浅叉状。常见种类有短鳍红娘鱼、绿鳍鱼、翼红娘鱼，三者的区分重点是胸鳍的长短和颜色。我国分布于东海、黄海、渤海、南海。喜在海域的沙质底层活动。红娘鱼为蒜瓣肉，肉质紧实，刺少，味道鲜美。主要用于红烧、清炖、汆汤等。常见菜肴有红烧红娘鱼、侉炖红娘鱼、汆红娘鱼汤等。

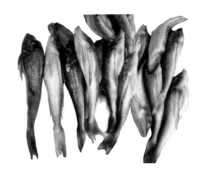

| 营养成分 |

每 100 克含量				
蛋白质 18 克	脂肪 2.8 克	碳水化合物 1.9 克	维生素 A 6 微克	维生素 B$_1$ 0.03 毫克
维生素 B$_2$ 0.07 毫克	维生素 B$_3$ 4.9 毫克	维生素 E 0.7 毫克	钾 308 毫克	钠 163.9 毫克
钙 160 毫克	镁 45 毫克	铁 1.2 毫克	锌 2.99 毫克	锰 0.13 毫克
铜 0.22 毫克	磷 297 毫克	硒 59.35 微克	胆固醇 120 毫克	热量 105 千卡

| 保健功效 |

红娘鱼为高蛋白、低脂肪食物，肉质细嫩，以汆汤食用最为鲜美，可增进食欲。红娘鱼富含多种维生素，可调节血糖、降低血液中胆固醇，维持消化系统健康。红娘鱼富含钙、磷、铁、锌、镁等矿物质，有助于促进骨骼生长发育。

革鲀科

象皮鱼

| 简介 |

象皮鱼又称绿鳍马面鲀、马面鱼、马面鲀、面包鱼、绿皮鱼等，为海水鱼。象皮鱼体侧扁，前半部宽，后半部渐窄，蓝黑色或黑灰绿色，一般体长20～30厘米；头与体部无明显界限，口小位于头部正前方，鳃口小，眼睛在背鳍前下方；第1背鳍棘刺状，腹鳍退化呈短棘状，尾鳍外缘近平截；各鳍均为绿色。我国各

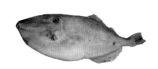

海域均有分布，以东海产量最大。另外一种为黄鳍马面鲀与绿鳍马面鲀体形相同，但体色为赭黄色，分布于我国南海。象皮鱼栖息在近海域的底层。象皮鱼皮厚，吃起来口感差，一般宰杀时剥去外皮不用。象皮鱼肉质紧实，味道鲜美。主要用于红烧、侉炖、制作鱼肉松、鱼干片、鱼罐头等。

| 营养成分 |

每100克含量				
蛋白质 18.1 克	脂肪 0.6 克	碳水化合物 1.2 克	维生素 A 15 微克	维生素 B$_1$ 0.02 毫克
维生素 B$_2$ 0.05 毫克	维生素 B$_3$ 3 毫克	维生素 E 1.03 毫克	钾 291 毫克	钠 80.5 毫克
钙 54 毫克	镁 27 毫克	铁 0.9 毫克	锌 1.14 毫克	锰 0.1 毫克
铜 0.07 毫克	磷 185 毫克	硒 38.18 微克	胆固醇 45 毫克	热量 83 千卡

| 保健功效 |

象皮鱼为高蛋白、低脂肪、低胆固醇、低热量食物。蛋白质含量高于带鱼、黄花鱼、鲫鱼等，营养成分易被人体吸收，一般人群均可食用。象皮鱼肝脏较大，富含维生素，可提取鱼肝油。鱼皮可制取可溶性食用鱼蛋白，其含有多种氨基酸，易被人体消化吸收。

象皮鱼味甘，性平。具有健脾开胃、清热止血等功效。用于脾胃虚弱、营养不良、肠胃溃疡、消化道出血、乳腺炎等症。

鲷科

加吉鱼

| 简介 |

　　加吉鱼又称真鲷、铜盆鱼、红加吉、黑加吉、加级鱼等，为鲷科海水鱼。加吉鱼体长椭圆形侧扁，体红色、淡红色或黑青色，头部和背部呈弧形隆起，体被栉鳞，体侧线达尾部；头大、口小，鳃盖骨后半部具鳞片；背鳍和臀鳍具硬棘，尾鳍深叉状。我国各海域均有分布，亦可人工养殖。喜在海域的低层泥沙、砂砾或凹哇处活动。民间常将红加吉、黑加吉和黄加吉等统称为加吉鱼。以黄海、渤海所产的加吉鱼最为著名。加吉鱼肉质细嫩、刺少鲜美，为海鱼之上品，常为宴席上的佳肴招待贵宾。主要用于清蒸、清炖、干烧、红烧等。常见菜肴有清蒸加吉鱼、橘汁加吉鱼、干烧加吉鱼、珍珠加吉鱼等。

| 营养成分 |

每100克含量				
蛋白质 17.9克	脂肪 2.6克	碳水化合物 2.7克	维生素A 12微克	维生素B$_1$ 0.02毫克
维生素B$_2$ 0.1毫克	维生素B$_3$ 3.5毫克	维生素E 1.08毫克	钾 261毫克	钠 103.9毫克
钙 186毫克	镁 36毫克	铁 2.3毫克	锌 1.2毫克	锰 0.26毫克
铜 0.08毫克	磷 304毫克	硒 31.53微克	胆固醇 65毫克	热量 106千卡

| 保健功效 |

　　加吉鱼为高蛋白、低脂肪、低胆固醇食物，营养丰富，肉质细嫩，易于人体消化吸收，一般人均可食用。加吉鱼头富含脂肪，常用于回锅煮鲜汤。加

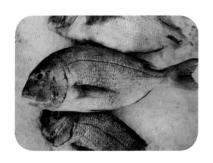

吉鱼眼睛富含胶质，常敬贵宾食用。加吉鱼富含钙、磷、镁、铁、锌等矿物质，经常食用有利于骨骼生长发育。患有痛风者不宜食用。

　　加吉鱼味甘，性凉。具有健脾养胃、祛风、助消化等功效。用于脾胃不健、消化不良、产后气血虚弱、四肢乏力等症。

鱵科

针鱼

| 简介 |

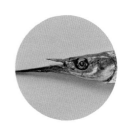

针鱼又称单针鱼、姜公鱼、鱵鱼、箴鱼等，为海水鱼。针鱼体略呈圆柱形，稍侧扁，体被小圆鳞片，易脱落；体银白色，背部浅灰绿色，体侧略靠上自颈后起有一条黑蓝色线条直达尾部；头部前端尖锐，上颌呈尖扁三角形，下颌延长呈一扁平针状喙，头和下颌浅黑色；眼睛大，鳃孔大；背鳍短，靠近尾部；胸鳍短宽，靠近鳃孔的后上方；腹鳍小，靠近腹部的中下方；臀鳍短，靠近尾部的下方；尾鳍分叉状。我国分布沿海及长江等各大河流中。栖息于浅海及海河口交会处，有时亦可进入淡水中。针鱼肉质细嫩，有油质感，味道鲜美。主要用于清蒸、红烧、煎炸、锅塌、烧烤等。

| 营养成分 |

每100克针鱼肉含蛋白质19.6克、脂肪1.1克、磷190毫克、铁0.3毫克、维生素B$_2$、维生素C，尚含多种矿物质和微量元素等成分。胃肠中还含有维生素B$_{12}$（钴胺素）。

| 保健功效 |

针鱼为高蛋白、低脂肪食物，肉质细嫩，营养成分易被人体消化吸收。《医林纂要》云："滋阴，能穿溃疡痈毒，做汤服之"。《中国药用动物志》载："有滋阴、补气、解毒之功效"。

针鱼味甘，性平。具有滋阴、补气、解毒等功效。用于阴虚内热、烦热、盗汗、疮疡不易收口等症。

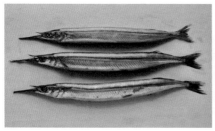

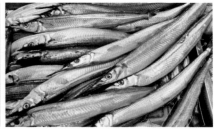

颌针鱼科

颌针鱼

| 简介 |

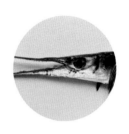

颌针鱼又称双针鱼、长嘴鱼等，为海水鱼。颌针鱼体长圆柱形，稍侧扁，背部深绿色或翠绿色，腹部银白色；头前方上下颌均延长呈长喙状，牙齿密生，短刺状；尾鳍深叉形，有的种类为截形。颌针鱼的种类较多，主要有宽尾颌针鱼、横带扁颌针鱼、黑背圆颌针鱼、斑尾柱颌针鱼、尖嘴柱颌针鱼等。我国主要分布于南海、东海等海域。喜在海域中上层活动。颌针鱼肉质细嫩，味道鲜美。主要用于清蒸、红烧、煎炸、锅塌、烧烤等。

| 营养成分 |

每 100 克含量					
蛋白质 20.2 克	脂肪 10.2 克	碳水化合物 1.4 克	维生素 B_1 0.01 毫克	维生素 B_2 0.02 毫克	维生素 E 3.36 毫克
钾 336 毫克	钠 73.3 毫克	钙 89 毫克	镁 30 毫克	铁 1.2 毫克	锌 1.73 毫克
锰 0.06 毫克	铜 0.02 毫克	磷 197 毫克	硒 37.22 微克	胆固醇 101 毫克	热量 180 千卡

| 保健功效 |

颌针鱼蛋白质和脂肪含量丰富，肉质细嫩油润，一般人群均适合食用。颌针鱼富含维生素E，有利于保护血管、滋润皮肤、预防心脑血管疾病。颌针鱼富含钙、磷、镁、铁、锌等矿物质，可促进骨骼生长发育。

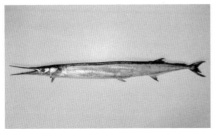
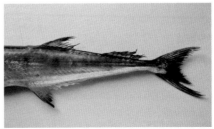

魟科

赤魟

| 简介 |

　　赤魟又称魟鱼、锅盖鱼、蒲鱼、黄鲂、海鹞鱼等，为海水鱼。赤魟鱼体扁平形似锅盖，体表有黏液，嘴长在头部的腹面，眼睛长在头部背面，眼睛后面各有一个喷水孔；尾巴细长，其上有一根有毒的棘刺。我国分布于东海、黄海、渤海、南海等地。喜在海水的底层活动。赤魟鱼鲜用，肉质尚好，但有氨味。可先用开水焯一下，以去除氨味后方可制作菜肴。主要用于酱焖、红烧等。常见菜肴有酱焖赤魟鱼等。

| 营养成分 |

每100克含量				
蛋白质 18.5克	脂肪 0.5克	碳水化合物 0.6克	维生素A 10微克	维生素B$_1$ 0.03毫克
维生素B$_2$ 0.07毫克	维生素B$_3$ 2毫克	维生素E 0.16毫克	钾 227毫克	钠 159.9毫克
钙 27毫克	镁 24毫克	铁 0.3毫克	锌 0.37毫克	锰 0.09毫克
铜 0.08毫克	磷 157毫克	硒 31.43微克	胆固醇 121毫克	热量 81千卡

| 保健功效 |

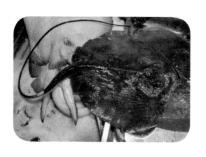

　　赤魟鱼肝脏富含维生素A，可用于提取鱼肝油，预防夜盲症、眼睛干涩、增强体质、促进生长发育、健脑益智、帮助钙、磷的吸收。赤魟鱼熬制鱼油，可治小儿疳积。赤魟鱼尾刺所含的毒素，具有消炎、镇痛、抗癌等作用，但不得擅自使用该毒素治病。赤魟鱼尾刺有毒，毒素为多肽类蛋白质，捕捞或宰杀时应十分警惕，当心被刺伤，以防不测。

　　赤魟鱼味甘、咸，性寒。具有清热解毒、化结消炎等功效。用于乳腺炎、咽喉肿痛、男性白浊膏淋、阴茎涩痛、小儿疳积、食道癌、胃癌等症。

[第四节　海水其他类]

对虾科

对虾

| 简介 |

对虾又称海虾、大红虾、明虾等，为节肢动物对虾科海水虾。对虾并非成双成对活动，而是人们给起的名字而已。我国黄海、渤海及长江口以北各海域均有分布。栖息在浅海域底层的泥沙处。对虾肉质肥厚，味道鲜美，为名贵的海产品，常用于宴会招待贵宾。主要用于油焖、清蒸、白灼等。常见菜肴有油焖对虾、炸大虾、软炸大虾等。

| 营养成分 |

每100克虾肉含量				
蛋白质 18.6 克	脂肪 0.8 克	碳水化合物 2.8 克	维生素 A 15 微克	维生素 B$_1$ 0.01 毫克
维生素 B$_2$ 0.07 毫克	维生素 B$_3$ 1.7 毫克	维生素 E 0.65 毫克	钾 215 毫克	钠 165.2 毫克
钙 62 毫克	镁 43 毫克	铁 1.5 毫克	锌 2.38 毫克	锰 0.12 毫克
铜 0.34 毫克	磷 228 毫克	硒 33.72 微克	胆固醇 193 毫克	热量 93 千卡

| 保健功效 |

对虾富含钙、磷、铁、锌等矿物质，可促进骨骼和牙齿生长发育、预防缺铁性贫血和骨质疏松。虾肉含有丰富的镁元素，可保护血管系统，有利于预防高血压及心肌梗死。所含的硒元素，可清除体内自由基，抗氧化，有防癌抗癌作用。虾壳中含有大量的甲壳素，可阻碍肠道中胆固醇的吸收，保护血管、减少心脑血管疾病的发生。患有阴虚火旺、皮肤病、过敏体质者不宜食用。对虾不宜与葡萄、石榴、山楂、柿子等含单宁物质多的水果或果汁同食，单宁可

影响虾中蛋白质的吸收。

对虾味甘、咸，性温。具有补肾壮阳、健脾开胃、养血固精、益气健体、化痰解毒、通乳调经、强筋健骨等功效。用于肾虚阳痿、遗精早泄、筋骨痿弱、手足抽搐、身体虚弱、皮肤溃疡、神经衰弱、乳汁不通等症。

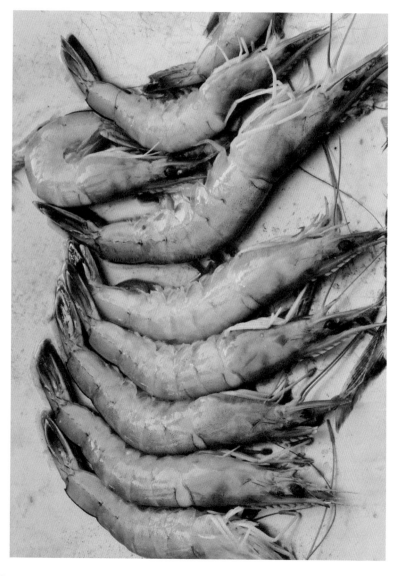

基围虾

简介

基围虾又称刀额新对虾、独角新对虾、花虎虾、泥虾等，为节肢动物对虾科海水虾。基围虾躯壳较硬，颜色鲜亮，有褐色条纹；头胸甲较宽，前端中央延伸成长而尖的剑额，剑额上有多数黑褐色斑；尾部有鲜黄色和鲜蓝色的鲜艳色彩。我国东海、南海均有分布，亦可人工养殖。喜在浅海底层的泥沙处活动。基围虾肉质松软，味道鲜美，是人们喜爱的虾产品，常用于招待宾客。主要用于油焖、白灼等。常见菜肴有白灼基围虾、油焖基围虾等。

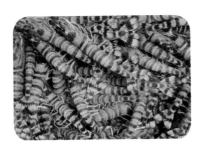

营养成分

每 100 克虾肉含量					
蛋白质 18.2 克	脂肪 1.4 克	碳水化合物 3.9 克	维生素 A 3.1 微克	维生素 B_1 0.02 毫克	维生素 B_2 0.07 毫克
维生素 B_3 2.9 毫克	维生素 C 0.52 毫克	维生素 E 1.69 毫克	钾 250 毫克	钠 172 毫克	钙 83 毫克
镁 45 毫克	铁 2 毫克	锌 1.18 毫克	锰 0.05 毫克	铜 0.5 毫克	磷 139 毫克
硒 39.7 微克		胆固醇 181 毫克		热量 101 千卡	

保健功效

基围虾富含多种矿物质，可促进骨骼和牙齿生长发育、预防贫血和骨质疏松。虾肉所含的镁元素，可保护血管，防治动脉硬化，有利于预防高血压及心脑血管疾病。虾壳中含有丰富的甲壳素，可阻碍肠道中胆固醇的吸收，保护心脑血管、减少心脑血管疾病的发生。基围虾富含多种维生素，可调节人体代谢，增强体质。

基围虾味甘、咸，性温。具有补肾壮阳、养血固精、化瘀解毒、益气壮腰、通络止痛、通乳等功效。用于肾虚阳痿、遗精早泄、筋骨痿软、手足抽搐、皮肤溃疡、身体虚弱、神经衰弱、乳汁不通等症。

龙虾科

龙虾

| 简介 |

    龙虾又称龙头虾、虾魁、龙虾虎等，为节肢动物龙虾科海水虾。龙虾外壳坚硬，色彩斑斓，头胸甲壳坚硬多棘；触角细长，基部数节粗壮而有棘；尾部甚大。我国东海和南海等地均有分布，种类较多。龙虾喜在海域的底层活动。龙虾肉质细嫩，味道鲜美，为著名的海产品，是宴会常用的高档佳肴。主要用于清蒸、生虾片等。常见著名菜肴有锦绣龙虾、龙虾三吃等。

| 营养成分 |

每 100 克含量					
蛋白质 18.9 克	脂肪 1.1 克	碳水化合物 1 克	维生素 B$_2$ 0.03 毫克	维生素 B$_3$ 4.3 毫克	维生素 E 3.58 毫克
钾 257 毫克	钠 190 毫克	钙 21 毫克	镁 22 毫克	铁 1.3 毫克	锌 2.79 毫克
铜 0.54 毫克	磷 221 毫克	硒 39.4 微克	胆固醇 121 毫克		热量 90 千卡

| 保健功效 |

    龙虾含有丰富的蛋白质、不饱和脂肪酸和多种矿物质，可促进身体发育，增强体质。所含的锌、镁、硒等微量元素，可促进细胞生长、延缓肌体衰老、维护血管健康、避免冠状动脉硬化、防癌抗癌。龙虾含有丰富的甲壳素，可阻碍肠道中胆固醇的吸收，保护心脑血管、减少心脑血管疾病的发生。龙虾还可促进手术后伤口生肌愈合。患有阴虚火旺、过敏体质者不宜食用或忌食。

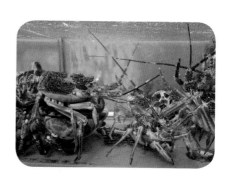

    龙虾味甘、咸，性温。具有补肾壮阳、健脾胃、滋补强壮、镇咳祛痰等功效。用于肾虚阳痿、筋骨痿弱、腰膝酸痛、手足抽搐、神经衰弱、皮肤瘙痒、脾胃虚寒、食欲减退等症。

樱虾科

虾皮

| 简介 |

虾皮是毛虾晒制的干品，为节肢动物樱虾科海水虾。毛虾体极侧扁，长1～3厘米，甲壳极薄，无色透明；触角细长，为体长的3倍有余；仅口器及第二触角呈红色，眼睛黑色；步足3对，第4步和第5步足完全退化；尾肢的内肢基部有红点。毛虾常被人们连虾壳一起晒干出售。我国渤海、黄海等海域均有分布。常成群栖息在浅海湾的底层泥沙处。虾皮为营养丰富、廉价物美的海产品。主要用于油煎、蒸羹、煮汤等。常见菜肴有毛虾摊鸡蛋、毛虾鸡蛋羹、毛虾紫菜馄饨等。

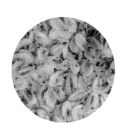

| 营养成分 |

每100克含量				
蛋白质 30.7 克	脂肪 2.2 克	碳水化合物 2.5 克	维生素 A 19 微克	维生素 B$_1$ 0.02 毫克
维生素 B$_2$ 0.14 毫克	维生素 B$_3$ 3.1 毫克	维生素 E 0.92 毫克	钾 617 毫克	钠 5057.7 毫克
钙 991 毫克	镁 265 毫克	铁 6.7 毫克	锌 1.93 毫克	锰 0.82 毫克
铜 1.08 毫克	磷 582 毫克	硒 74.43 微克	胆固醇 428 毫克	热量 153 千卡

| 保健功效 |

虾皮的蛋白质含量极高，远远高于其他鱼、虾、畜、禽肉类。虾皮所含的矿物质很丰富，其中钾、钙、磷、镁、铁、锌、硒的含量很高，可促进骨骼和牙齿生长发育，预防小儿佝偻病和老年人骨质疏松，为天然的补钙佳品。妇女怀孕适当食用虾皮，可促进胎儿骨骼健康发育、囟门闭合及神经系统发育。所含的碘元素，可预防甲状腺肿大。虾皮含有丰富的甲壳素，可阻碍肠道中胆固醇的吸收，保护心脑血管，减少心脑血管疾病的发生。患有阴虚火旺、过敏体质者不宜食用或忌食。

虾皮味甘、咸，性温。具有补肾壮阳、通乳等功效。用于肾虚阳痿、腰膝酸软、骨质疏松、小儿佝偻病、乳腺炎、甲状腺肿大等症。

虾蛄科

皮皮虾

| 简介 |

　　皮皮虾又称濑尿虾、虾耙子、虾蛄等，为节肢动物虾蛄科海水虾。皮皮虾体略扁平，长10～15厘米，体壳节肢明显；头部与腹部的前4节愈合；腹部7节，较宽大，头部前端有具柄的复眼1对；第一对内肢顶端分为3个鞭状肢，第二对的外肢为鳞片状；胸部有5对附肢，其末端为锐钩状；胸部6节，前5节的附属肢具鳃；第6对腹肢发达，与尾节组成尾扇。我国各近海域均有分布。栖息在浅海域的底层泥沙或岩礁裂缝中，也常在泥沙中挖掘洞穴。主要用于蒸食、油焖、油炸、烤食等，也可剔肉做馅料。常见菜肴有清蒸皮皮虾、椒盐皮皮虾等。

| 营养成分 |

　　皮皮虾每100克含蛋白质20.6克、脂肪0.7克，尚含多种氨基酸、脂肪酸、维生素、矿物质、甲壳素、超氧化物歧化酶（SOD）、乳酸脱氢酶（LDH）、琥珀酸脱氢酶（SDH）等成分。

| 保健功效 |

　　皮皮虾富含钙、磷、铁等多种矿物质，可促进骨骼生长发育，非常适合儿童和老年人补钙和预防缺铁性贫血。所含的镁元素和甲壳素，可保护血管、防止动脉硬化、减少心脑血管疾病的发生。

　　皮皮虾味甘，微咸，性平。具有止咳平喘、利尿、收敛固涩等功效。用于咳嗽、哮喘、遗尿等症。

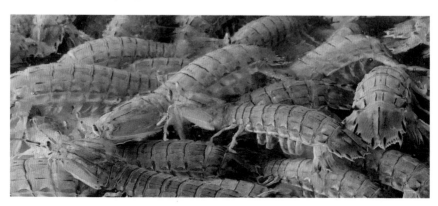

蝤蛑科

海螃蟹

| 简介 |

海螃蟹又称海蟹、梭子蟹等，为海水甲壳类动物。螃蟹具有坚硬的外壳，生有8条腿和2个粗大的螯肢，公螃蟹腹部末端为尖脐、母螃蟹腹部末端为团脐。螃蟹具有横走的习性，民间谚语"横行霸道"可能就此而出。我国各海域均有分布，种类较多。喜在海水底层活动。金秋时节螃蟹肉嫩膏黄，是人们团聚吃螃蟹的最佳时期。历史上文人墨

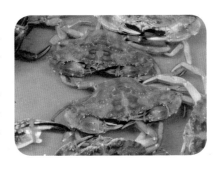

客常在此时吃蟹赏菊、饮酒斗诗，别有一番情趣。螃蟹肉质白嫩，特别是母螃蟹膏黄味美，是人们最喜爱的海产品之一。主要用于蒸食、煮食、油焖、腌醉蟹等。常见菜肴有清蒸螃蟹、油焖螃蟹、白酒腌醉蟹、蟹黄南瓜等。

| 营养成分 |

每100 克含量				
蛋白质 13.8 克	脂肪 2.3 克	碳水化合物 4.7 克	维生素 A 30 微克	维生素 B_1 0.01 毫克
维生素 B_2 0.1 毫克	维生素 B_3 2.5 毫克	维生素 E 3 毫克	钾 232 毫克	钠 260 毫克
钙 208 毫克	镁 47 毫克	铁 1.6 毫克	锌 3.82 毫克	锰 0.18 毫克
铜 1.67 毫克	磷 142 毫克	硒 82.7 微克	胆固醇 125 毫克	热量 95 千卡

| 保健功效 |

螃蟹肉质洁白细嫩鲜美，营养丰富，富含蛋白质、微量元素等，经常食用对身体有很好的滋补作用。螃蟹含有丰富的甲壳素，可阻碍肠道中胆固醇的吸收，保护心脑血管、减少心脑血管疾病的发生。螃蟹属寒物，吃螃蟹时蘸点姜醋汁可驱寒杀菌。吃螃蟹时易与黄酒搭配食用，黄酒含有丰富的氨基酸，可使蟹肉更加美味。吃螃蟹后，吃几片苏子叶可解蟹毒。死螃蟹、生螃蟹或未煮熟

的螃蟹有毒不可食用。患有皮肤病、结石症、过敏体质者不宜食用。螃蟹不可与柿子同食，同食会产生不易消化的鞣酸钙，刺激胃肠，出现腹痛、恶心等症状。蟹黄胆固醇含量较高，患有心脑血管疾病者应少食或不食。

　　海螃蟹味咸，性寒。具有清热解毒、消肿散瘀、续筋骨、滋肝阴等功效。用于湿热黄疸、跌打损伤、损筋折骨、腰腿酸痛、瘀血肿痛、痈肿疔疮、产后瘀滞腹痛等症。

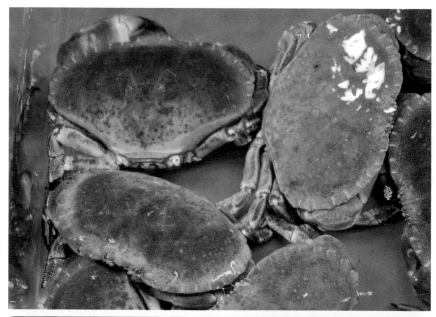

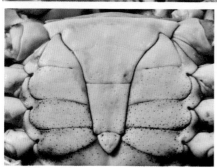
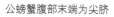
公螃蟹腹部末端为尖脐

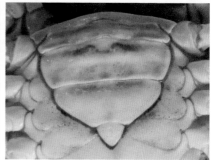
母螃蟹腹部末端为团脐

刺参科

| 简介 |

海参又称刺参、海鼠、海瓜等，为刺参科海水软体动物。海参体呈圆柱形，黑褐色、黄褐色、栗褐色或绿褐色等，浑身长满排列不规则的圆锥形肉刺及瘤状小凸起；口在前端偏于腹面处；腹面平坦，黄褐色、赤褐色等。我国各海域均有分布，种类较多，可进行人工海水养殖。以黄海、渤海出产的刺参、梅花参等为上

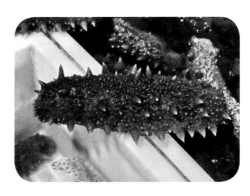

品。海参喜在浅海中的岩石及细沙泥底、海藻繁茂的区域活动。尚有身体不带肉刺的光参，为瓜参科，多产于我国南部沿海，品质较次。海参与人参、鱼翅、燕窝等齐名为名贵的营养滋补品。市场上多以干制品出售。主要用于葱爆、红烧、煮汤、晒制干品等。常见著名菜肴有山东的葱烧海参、芙蓉海参、胡辣海参汤等。

| 营养成分 |

每100克含量				
蛋白质 16.5 克	脂肪 0.2 克	碳水化合物 2.5 克	维生素 B_1 0.03 毫克	维生素 B_2 0.04 毫克
维生素 B_3 0.1 毫克	维生素 E 3.14 毫克	钾 43 毫克	钠 502.9 毫克	钙 285 毫克
镁 149 毫克	铁 13.2 毫克	锌 0.63 毫克	锰 0.76 毫克	铜 0.05 毫克
磷 28 毫克	硒 63.9 微克		胆固醇 51 毫克	热量 78 千卡

| 保健功效 |

海参是高蛋白、低脂肪、低胆固醇、低热量的食物，对高血压、高脂血

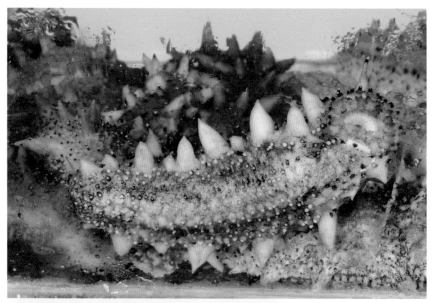

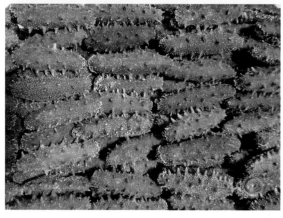

症、冠心病、肝炎、癌症患者有较好的食疗保健作用。海参含有微量元素钒和丰富的铁元素，可增强人体造血功能、预防贫血。海参含有硫酸软骨素，有助于人体生长发育、促进伤口愈合、延缓机体衰老、增强人体免疫力。海参含有丰富的钙、磷、镁等矿物质，可促进人体骨骼生长发育。所含的海参素，可抑制多种霉菌及癌细胞的生长，有防癌、抗癌作用。患有脾胃虚弱、腹泻者不宜食用。

海参味咸，性温。具有补肾益精、养血润燥、壮阳疗痿等功效。用于精血亏损、体虚乏力、神经衰弱、贫血、肺结核、胃溃疡、消渴症、癌症、阳痿遗精、小便频数、肠燥便秘等症。

鲍科

鲍鱼

| 简介 |

鲍鱼又称盘鲍、鰒鱼、鲍螺、明目鱼等，为鲍科海水贝类动物。鲍鱼品种较多，常见的品种有九孔鲍、盘大鲍、毛底鲍、澳洲鲍鱼等。鲍鱼只有一个椭圆形、质地坚硬的贝壳，壳的背侧有一排贯穿成孔的凸起，有些种类的孔开口较大，壳顶钝小，壳体螺层宽大粗糙；贝壳内壁白色，有金属光泽；壳口椭圆形，与体螺层大小近相等；壳内生有扁椭圆形软体宽大扁平的肉质腹足，鲍鱼凭借腹足爬行，头部有细长的触角和有柄的眼睛

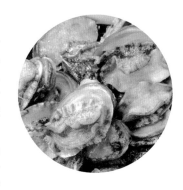

各1对；腹面有吻，内有颚片和舌齿；足分为上、下两部，上足覆盖下足，边缘生有多数小触手，从贝壳上的小孔伸出。我国各海域均有分布，可人工海水养殖，以北方海域出产的鲍鱼品质最好。鲍鱼喜在海域底层的岩礁或岩礁缝隙间活动。鲍鱼历来被视为海味珍品，常被用来招待贵宾。主要用于清蒸、红烧、晒制干品等。常见著名菜肴有蛤蟆鲍鱼、蒜香鲍鱼等。

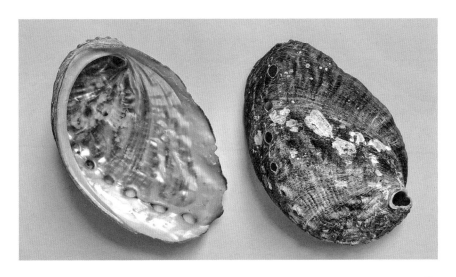

| 营养成分 |

每 100 克含量				
蛋白质 12.6 克	脂肪 0.8 克	碳水化合物 6.6 克	维生素 A 24 微克	维生素 B₁ 0.01 毫克
维生素 B₂ 0.16 毫克	维生素 B₃ 0.2 毫克	维生素 E 2.2 毫克	钾 136 毫克	钠 2011.7 毫克
钙 266 毫克	镁 59 毫克	铁 22.6 毫克	锌 1.75 毫克	锰 0.4 毫克
铜 0.72 毫克	磷 77 毫克	硒 21.4 微克	胆固醇 242 毫克	热量 84 千卡

| 保健功效 |

　　鲍鱼营养极高，富含球蛋白等成分，食用鲍鱼具有补而不燥的特点。鲍鱼含有"鲍素"成分，能够破坏癌细胞必需的代谢物质，为防癌抗癌食物。鲍鱼可调节肾上腺分泌，具有双向控制血压的作用。患有痛风、尿酸过高、感冒发热、阴虚喉痛者不宜食用。

　　鲍鱼味甘、咸，性平。具有清热滋阴、养血润肝、益精明目等功效。用于骨蒸劳热、青盲内障、咳嗽、月经不调、大便秘结、气虚哮喘、消渴等症。鲍鱼壳入药称为石决明，化学成分主要为碳酸钙等成分。石决明味咸，性寒。具有平肝潜阳、清肝明目等功效。用于头晕目眩、目赤翳障、视物昏花等症。

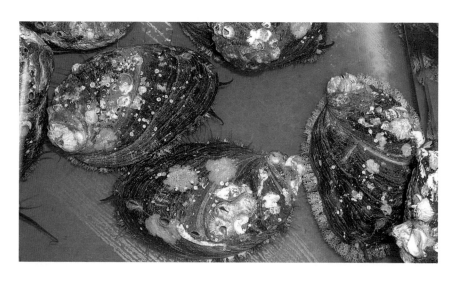

乌贼科

墨斗鱼

| 简介 |

　　墨斗鱼又称墨鱼、乌贼、花枝、缆鱼等，为乌贼科海水软体动物。墨斗鱼体呈椭圆形，腹部两侧边有肉鳍；头部短，两侧各有1个发达的大眼睛，头前部中央有口，头前方有8条腕和2个特长的触腕，腕呈放射状排列于口的周围，其各条长度近相等，腕的内侧有许多吸盘；腹部前端中部有1个粗壮的漏斗器；腹部呈卵圆形，外套腔背部里面有1个白色扁椭圆形石灰质的内壳；腹内有1个墨囊，当遇到危险时，能迅速喷出墨汁，使海水变黑，搅乱敌害的视线从而逃逸。我国各海域均有分布。喜栖息在海洋底层。主要种类有金乌贼、针乌贼和无针乌贼等。墨斗鱼的肉质白嫩柔韧，味道鲜美。主要用于爆炒、凉拌、晒制干品等。常见菜肴有韭菜炒墨鱼丝、干爆墨斗鱼、烩乌鱼蛋、韭菜炒墨鱼仔等。

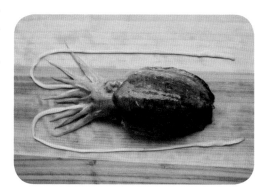

| 营养成分 |

每100克含量				
蛋白质 15.2 克	脂肪 0.9 克	碳水化合物 3.4 克	维生素 B_1 0.02 毫克	维生素 B_2 0.04 毫克
维生素 B_3 1.8 毫克	维生素 E 1.49 毫克	钾 400 毫克	钠 165.5 毫克	钙 15 毫克
镁 39 毫克	铁 1 毫克	锌 1.34 毫克	锰 0.1 毫克	铜 0.69 毫克
磷 165 毫克		硒 37.52 微克	胆固醇 226 毫克	热量 83 千卡

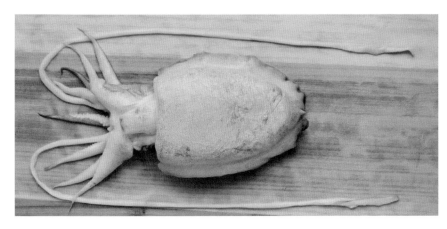

| 保健功效 |

　　墨斗鱼为高蛋白质、低脂肪、低热量的食物，富含多种维生素、钙、磷、钾、镁等矿物质，特别适合儿童、妇女和肥胖者食用。所含维生素E，可延缓肌体老化、预防老年性痴呆症。经常食用墨斗鱼，对子宫出血、消化道出血、肺结核咯血等症有食疗作用。患有脾胃虚寒、湿疹、过敏性体质、瘤疾、高血压、胆固醇高、动脉硬化者不宜食用。

　　墨斗鱼味咸，性平。具有滋阴养血、补脾益肾、催乳、通经、清热明目等功效。用于心悸气短、产后血亏、乳汁不通、经血不调、湿痹、水肿等症。墨斗鱼的内壳入药，称为海螵蛸、墨鱼盖、乌贼鱼骨等，含有碳酸钙、壳角质、黏液质，尚含氯化钠、磷酸钙、镁盐等成分。海螵蛸味咸，性微温。具有收敛止血、制酸、涩精止带、敛疮等功效。用于胃痛吞酸、烧心、吐血、衄血、便血、崩漏带下、血枯经闭、溃疡等症。

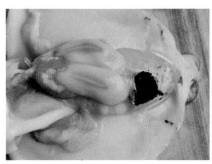

腹部内的黑色墨囊

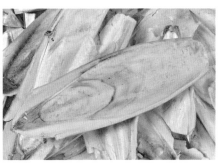

背部的内壳，中药称为海螵蛸

鱿鱼

| 简介 |

鱿鱼又称柔鱼、枪乌贼鱼等，为乌贼科海水软体动物。鱿鱼体呈流线型，乳白色，密被浅褐色小斑点，头部像墨斗鱼，尾部呈菱形。在我国主要分布在东海和南海。喜在海底层的岩礁或砂砾处活动。鱿鱼肉质鲜美、风味独特，是人们喜食的海产品之一。用于爆炒、烩、烧烤、晒制鱿鱼干等。常见菜肴有烤鱿鱼、盐爆鱿鱼卷、烩鱿鱼丝等。

| 营养成分 |

每100克含量				
蛋白质 17.4 克	脂肪 1.6 克	维生素 A 35 微克	维生素 B$_1$ 0.02 毫克	维生素 B$_2$ 0.06 毫克
维生素 B$_3$ 1.6 毫克	维生素 E 1.68 毫克	钾 290 毫克	钠 110 毫克	钙 44 毫克
镁 42 毫克	铁 0.9 毫克	锌 2.38 毫克	锰 0.08 毫克	铜 0.45 毫克
磷 19 毫克	硒 38.18 微克	胆固醇 268 毫克	热量 84 千卡	

| 保健功效 |

鱿鱼为高蛋白质、低脂肪、低热量的食物，含有丰富的不饱和脂肪酸和牛磺酸，能减少胆固醇在血管壁上的沉积，预防血管硬化、高血压、高脂血症、胆结石的形成，还可健脑益智、预防老年性痴呆。所含的多种矿物质，可促进骨骼生长发育。所含的多肽和硒等微量元素，有抗病毒和抗辐射作用。患有皮肤病、脾胃虚寒者不宜食用。

鱿鱼味甘、咸，性平。具有滋阴养血、祛风除湿等功效。用于风湿腰痛、痈疮疖肿、小儿疳积、血虚闭经、崩漏带下、溃疡等症。

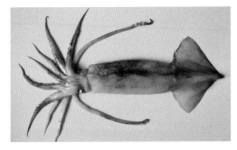
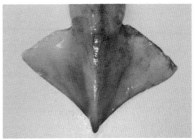

章鱼科

| 简介 |

　　章鱼又称蛸、八爪鱼、石居、八蛸鱼、望潮等，为章鱼科海水软体动物。章鱼体褐色，腹部椭圆形，触腕发达；头部短小，眼睛小，头部前方中央有口，口内具角质的颚，形似鸡喙；头的前方生有8条细长的腕，基部粗，先端渐细，每条腕的内侧生有许多圆形吸盘；腹部椭圆形与头部相连合，外套膜内有墨囊，当遇到危险时，会迅速喷出墨汁而逃生。我国分布于东海、南海等地，常见种类有短蛸和长蛸等。章鱼喜在海水底层的岩礁、石洞、螺壳、砂砾处活动，性情凶猛好战，常自相残杀。章鱼肉质鲜美，在华南等地章鱼被称为海味佳品。主要用于爆炒、烧烤、炖、晒制干品等。常见菜肴有爆炒章鱼丝、油煎章鱼、韭菜炒章鱼丝、烧烤章鱼等。

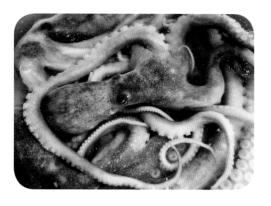

| 营养成分 |

每100克含量					
蛋白质 18.9克	脂肪 0.4克	碳水化合物 14克	维生素 B_1 0.04毫克	维生素 B_2 0.06毫克	维生素 B_3 5.4毫克
维生素 E 1.34毫克	钾 447毫克	钠 65.4毫克	钙 21毫克	铁 0.6毫克	锌 0.68毫克
镁 50毫克	铜 0.24毫克	磷 63毫克		硒 27.3微克	热量 135千卡

| 保健功效 |

　　章鱼为高蛋白、低脂肪食物，肉质鲜美，富含多种营养物质，一般人群均可食用，特别适合身体虚弱和妇女产后补虚、生乳的滋补食物。章鱼含有氨基酸、牛胆碱、章鱼肉碱、脑酰胺基乙基磷酸、磷脂酰胆碱、磷脂酰乙醇胺、磷脂酰丝氨酸、磷脂酰肌醇、鞘磷脂等成分。所含的精氨酸，是男性精子形成的必要成分，有增强性功能的作用。患有皮肤病、过敏体质者不宜食用。

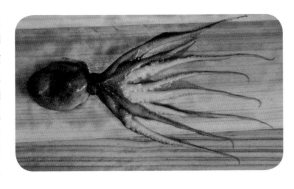

　　章鱼味甘、咸，性寒。具有益气养血、收敛生肌、催乳等功效。用于气血亏虚、痈疽肿毒、久疮溃烂、产后少乳等症。

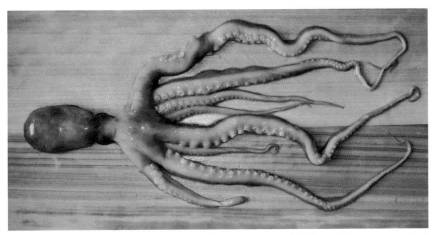

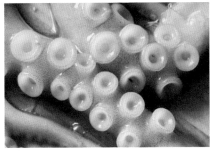

腕上的圆形吸盘

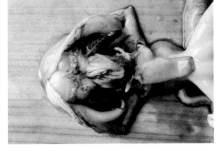

外套膜内的墨囊

根口水母科

海蜇

| 简介 |

海蜇又称水母、白皮子、海蛇等，为根口水母科海水软体动物。海蜇体形如降落伞，肉质有透明感，分伞部和口腕两部分。伞体部分称海蜇皮，下面的口腕部分称海蜇头。我国各海域均有分布。喜在海面漂游蠕动。海边常见人们用鲜海蜇做凉拌菜。市场上出售的海蜇是经过脱水加工后的盐腌产品。海蜇是人们喜欢食用的海产品，也是宴席上的美味佳肴。主要用于做凉拌菜等。常见菜肴有黄瓜丝拌海蜇、肉丝拌蜇米等。

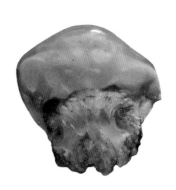

| 营养成分 |

每100克海蜇皮含量				
蛋白质 3.7 克	脂肪 0.3 克	碳水化合物 3.8 克	维生素 B_1 0.03 毫克	维生素 B_2 0.05 毫克
维生素 B_3 0.2 毫克	维生素 E 2.13 毫克	钾 160 毫克	钠 325 毫克	钙 150 毫克
镁 124 毫克	铁 4.8 毫克	锌 0.55 毫克	锰 0.44 毫克	铜 0.12 毫克
磷 30 毫克	硒 15.54 微克		胆固醇 8 毫克	热量 33 千卡

每100克海蜇头含量				
蛋白质 6 克	脂肪 0.3 克	碳水化合物 11.8 克	维生素 A 14 微克	维生素 B_1 0.07 毫克
维生素 B_2 0.04 毫克	维生素 B_3 0.3 毫克	维生素 E 2.82 毫克	钾 331 毫克	钠 467.7 毫克
钙 120 毫克	镁 114 毫克	铁 5.1 毫克	锌 0.42 毫克	锰 1.76 毫克
铜 0.21 毫克	磷 22 毫克	硒 16.6 微克	胆固醇 10 毫克	热量 74 千卡

| 保健功效 |

海蜇富含碘元素，可预防治疗因缺碘引起的甲状腺肿大。海蜇含有类似乙酰胆碱的物质，有扩张血管、降低血压的作用。所含的甘露多糖等，对防治动脉粥样硬化有一定食疗作用。海蜇胆固醇含量很低、热量也很低，适合肥胖症和体热者食用。海蜇富含镁元素，镁具有参与骨骼和牙齿的生长发育，抑制神经纤维冲动信号的传递；抑制肌肉的兴奋与收缩，解除痉挛状态；具有增强血管弹性和活力，降低血压，对缺血性心脏病有食疗作用；镁还有提高男性生殖能力的作用。海蜇含有丰富的钾、钙、铁、镁、锰等元素，对身体发育很有好处。新鲜海蜇不宜在淡水中存放，时间过久会自行融化掉。新鲜海蜇含有毒素，须切成丝在凉水中反复冲洗脱水后方可食用。海蜇在开水中略焯一下即可，否则海蜇会强烈收缩所剩无几。脾胃虚寒者不宜食用海蜇。

海蜇味甘、咸，性平。具有清热化痰、消积润肠、降血压、降胆固醇、软坚化痰等功效。用于阴虚肺燥、肺热咳嗽、痰浓黄稠、喘息、瘰疬、烦热口渴、单纯甲状腺肿大、高血压、高脂血症等。

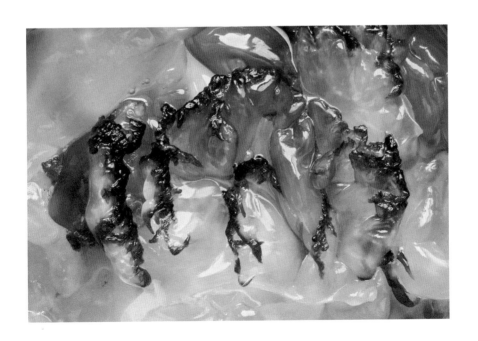

牡蛎科

牡蛎

简介

牡蛎又称海蛎子等，为牡蛎科海水贝类动物。牡蛎贝壳2片，坚硬厚实，呈圆形、卵圆形或条状三角形；下壳附着在岩礁上，大而厚；上壳略小，略扁平。我国沿海均有分布，亦可人工养殖。生长在海中岩礁上。常见种类有近江牡蛎、长牡蛎、大连湾牡蛎等。主要用于烧烤、蒸、煎炸、煮汤等。常见菜肴有火烤牡蛎、炸蛎黄、烩海蛎子等。

营养成分

每100克含量				
蛋白质 5.3 克	脂肪 2.1 克	碳水化合物 8.2 克	维生素 A 27 微克	维生素 B$_1$ 0.01 毫克
维生素 B$_2$ 0.13 毫克	维生素 B$_3$ 1.4 毫克	维生素 E 0.81 毫克	钾 200 毫克	钠 462 毫克
钙 131 毫克	镁 65 毫克	铁 7.1 毫克	锌 9.39 毫克	锰 0.85 毫克
铜 0.13 毫克	磷 113 毫克	硒 86.64 微克	胆固醇 100 毫克	热量 73 千卡

保健功效

牡蛎锌、钙含量很高，可以调节血糖，对消渴症有益。牡蛎含有牛磺酸，可促进肝糖原转化，减轻胰岛负担，还可扩张血管，促进血液循环，并有保肝利胆作用。所含的铁和钴胺素，可激活造血功能，预防贫血症。所含的氨基乙磺酸，可降低胆固醇、预防动脉硬化。

牡蛎味甘、咸，性凉。具有滋阴养血、活血调经等功效。用于阴虚火旺、贫血、瘰疬、烦躁失眠、心神不安、消渴等症。牡蛎壳富含碳酸钙等矿物质。用于胃痛反酸、惊悸失眠、眩晕耳鸣、瘰疬、盗汗等症。

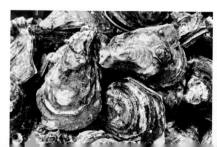
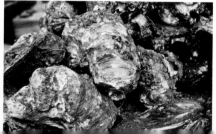

灯塔蛏科

蛏子

| 简介 |

蛏子又称缢蛏、蛏肠、青子等，为灯塔蛏科海水贝类动物。蛏子贝壳2片，薄而脆，长方形两头钝圆，长4～8厘米，壳面生有纹；体内有白色圆形水管2条。我国渤海、黄海、东海、南海均有分布。另一种常见蛏子是竹蛏，体形似竹节状，为竹蛏科，分布同蛏子。栖息在浅海河口软泥滩中。蛏子肉味鲜美，为经常食用的海产品。主要用于蒸食、煮食等。常见菜肴有清蒸蛏子、蛏子炖豆腐、麻辣蛏子等。

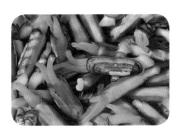

| 营养成分 |

每 100 克含量				
蛋白质 7.3 克	脂肪 0.3 克	碳水化合物 2.1 克	维生素 A 59 微克	维生素 B$_1$ 0.02 毫克
维生素 B$_2$ 0.12 毫克	维生素 B$_3$ 1.2 毫克	维生素 E 0.59 毫克	钾 140 毫克	钠 175.9 毫克
钙 134 毫克	镁 35 毫克	铁 33.6 毫克	锌 2.01 毫克	锰 11.93 毫克
铜 0.38 毫克	磷 114 毫克	硒 55.14 微克	胆固醇 131 毫克	热量 40 千卡

| 保健功效 |

蛏子肉富含碘元素，可预防治疗因缺碘引起的甲状腺肿大。蛏子肉含有丰

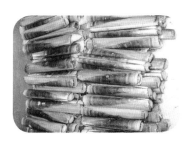

富的锰、锌、硒等元素，可预防骨质疏松。蛏子肉为高蛋白、低脂肪、低热量食物，适合肥胖者食用。

蛏子肉味甘、咸，性寒。具有补阴、清热、除烦等功效。用于身体虚弱、烦热口渴、产后乳汁缺乏、水肿、盗汗、小便不利等症。

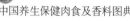

贻贝科

淡菜

| 简介 |

淡菜又称海红、红蛤、贻贝、壳菜、海蜌等，为贻贝科海水贝类动物。淡菜贝壳2片，呈楔形，黑褐色；壳顶尖小，位于壳的最前端；腹缘略直，腹缘与背缘构成30°角向后延伸；背缘呈弧形，壳后缘圆形。我国黄海、渤海、东海等海域均有分布。栖息在海水中岩礁上。淡菜肉质鲜美，有"海中鸡蛋"之美称，为大众化的海鲜食品。主要用于清蒸、水煮、晒制干品等。常见菜肴有蒸淡菜、水煮淡菜等。

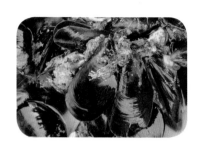

| 营养成分 |

每 100 克含量				
蛋白质 11.4 克	脂肪 1.7 克	碳水化合物 4.7 克	维生素 A 73 微克	维生素 B$_1$ 0.12 毫克
维生素 B$_2$ 0.22 毫克	维生素 B$_3$ 1.8 毫克	维生素 E 14.02 毫克	钾 157 毫克	钠 451.4 毫克
钙 63 毫克	镁 56 毫克	铁 6.7 毫克	锌 2.47 毫克	锰 0.41 毫克
铜 0.13 毫克	磷 197 毫克	硒 57.8 微克	胆固醇 123 毫克	热量 80 千卡

| 保健功效 |

淡菜为高蛋白质、低脂肪、低热量的食物，富含多种营养物质，可促进身体发育，适合体质虚弱、高血压、高血糖和肥胖者食用。淡菜富含维生素B$_2$（核黄素）、维生素B$_{12}$（钴胺素）和铁元素，对贫血、口腔炎、口角炎、眼疾等有较好的食疗作用。患有阴虚火旺者不宜食用。

淡菜味甘、咸，性温。具有补肝肾、益精血、消瘿瘤、止泻痢等功效。用于体弱羸瘦、营养不良、气血不足、耳鸣眩晕、盗汗、腰痛、阳痿、瘿瘤、吐血、崩漏带下、高血压、动脉硬化、甲状腺肿大等症。

扇贝科

扇贝

| 简介 |

扇贝又称海扇、干贝蛤等，为扇贝科海水贝类动物。扇贝的主要特征为贝壳2片，呈扇形而坚硬，色彩多样，贝壳表面有放射性的纵肋，具壳耳。我国海域常见扇贝有栉孔扇贝、太阳栉孔扇贝、德氏栉孔扇贝、虾夷扇贝、嵌条扇贝等，以栉孔扇贝最多。华贵栉孔扇贝主要分布在我国南海和东海的南部。有些种类亦有人工养殖。扇贝多栖息在海域底层的岩礁及砂砾处。扇贝的闭壳肌晒干后称为干贝或称瑶柱，是著名的海产品。干贝须经水发后才可制作菜肴。主要用于清蒸、煲汤、煲粥、晒制干品等。常见菜肴有清蒸扇贝、扇贝蒸鸡蛋、黄油煎扇贝、红烧干贝、干贝肚块等。

| 营养成分 |

每 100 克鲜品含量					
蛋白质 11.1 克	脂肪 0.6 克	碳水化合物 2.6 克	维生素 B_2 0.1 毫克	维生素 B_3 0.2 毫克	维生素 E 11.86 毫克
钾 122 毫克	钠 339 毫克	钙 142 毫克	镁 39 毫克	铁 7.2 毫克	锌 11.7 毫克
锰 0.7 毫克	铜 0.48 毫克	磷 132 毫克	硒 20.22 微克	胆固醇 140 毫克	热量 60 千卡

每 100 克干品含量				
蛋白质 55.6 克	脂肪 2.4 克	碳水化合物 5.1 克	维生素 A 11 微克	维生素 B_2 0.21 毫克
维生素 B_3 2.5 毫克	维生素 E 1.53 毫克	钾 969 毫克	钠 306.4 毫克	钙 77 毫克
镁 106 毫克	铁 5.6 毫克	锌 5.05 毫克	锰 0.43 毫克	铜 0.1 毫克

磷 504 毫克	硒 76.4 微克	胆固醇 348 毫克	热量 264 千卡

| 保健功效 |

    扇贝为高蛋白、低脂肪食物，富含谷氨酸钠，味道特别鲜美，并含有丰富的矿物质，有助于降血压、降胆固醇、强身健体。患痛风、过敏症者不宜食用。

    扇贝味甘、咸，性凉。具有滋阴、补肾等功效。用于脾胃虚弱、气血不足、营养不良、体质虚弱、老年夜尿频、高血压、高脂血症、动脉硬化、冠心病、红斑狼疮、皮肤干燥、消渴、小便频数等症。

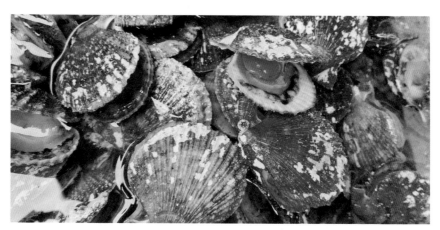

栉孔扇贝

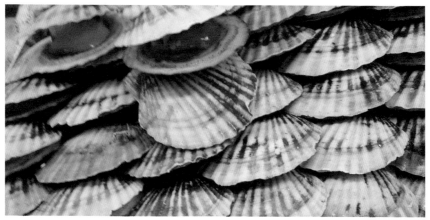

虾夷扇贝

帘蛤科

|简介|

蛤蜊又称沙蛤、沙蜊等，为帘蛤科海水贝壳类动物。蛤蜊贝壳2片，卵圆形或近三角形，壳面有同心环纹；壳顶尖突出，铰合口有数个齿；贝壳边缘无齿纹。我国沿海均有分布。栖息浅海泥沙滩中。常见种类有文蛤、白蛤、花蛤、青蛤等。蛤蜊肉味道极为鲜美，是廉价物美的海产品。山东等地常用蛤蜊肉和切碎的豆角做卤，浇在面条上吃，味道鲜美可口。主要用于蒸食、煮汤、炒食等。常见菜肴有蛤蜊炖豆腐、蛤蜊肉炒韭菜等。

|营养成分|

每100克花蛤蜊含量				
蛋白质 7.7 克	脂肪 0.6 克	碳水化合物 2.2 克	维生素 A 23 微克	维生素 B$_1$ 0.01 毫克
维生素 B$_2$ 0.13 毫克	维生素 B$_3$ 1.9 毫克	维生素 E 0.51 毫克	钾 235 毫克	钠 309 毫克
钙 59 毫克	镁 82 毫克	铁 6.1 毫克	锌 1.19 毫克	锰 0.39 毫克
铜 0.2 毫克	磷 126 毫克	硒 77.1 微克	胆固醇 63 毫克	热量 45 千卡

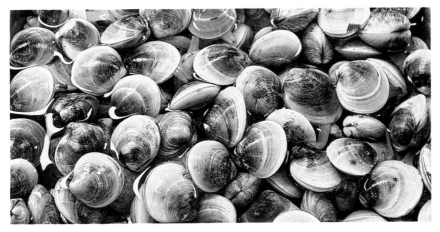

青蛤蜊

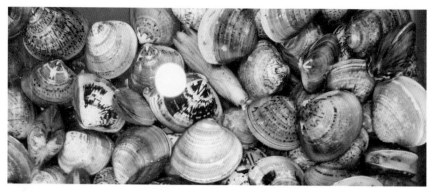

文蛤蜊

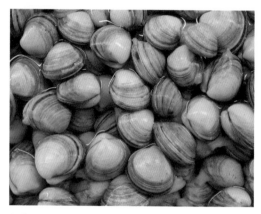

白蛤蜊

|保健功效|

蛤蜊富含蛋白质，脂肪和胆固醇含量低，热量不高，一般人均可食用。蛤蜊富含碘元素，可预防缺碘性甲状腺肿大。蛤蜊富含牛磺酸，可提高神经传导和视觉功能，预防心血管疾病。经常食用蛤蜊，可润五脏、生津液、消渴。患有脾胃虚寒、腹痛腹泻者不宜食用。

蛤蜊肉味甘、咸，性寒。具有滋阴润燥、清热化痰、软坚散结、利水等功效。用于肝肾阴虚、烦热盗汗、痰积、瘿瘤、瘰疬、水肿、崩漏、消渴、甲状腺肿大等症。蛤蜊壳味咸，性寒。具有清热化痰、软坚散结、制酸止痛等功效。用于胃痛反酸、胸胁疼痛、咳嗽痰热、瘰疬等症。

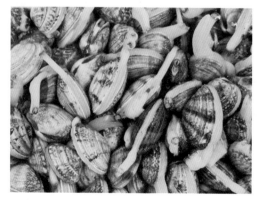

花蛤蜊

蚶科

蚶子

| 简介 |

蚶子又称毛蛤、血蚶、瓦楞子、瓦屋子等，为蚶科海水贝类动物。蚶子贝壳2片，坚硬隆起，呈斜卵圆形；背侧两端略具棱角；贝壳表面有放射肋18～50条，肋上有小结，壳表面灰白色，密被棕褐色细毛；铰合口平直，铰合齿30～70枚。我国沿海均有分布。生活在浅海的泥沙中。常见种类有毛蚶、泥蚶、魁蚶等。蚶子肉味鲜美，为大众化的海鲜品。主要用于水煮、凉拌、炒食、晒制干品等。常见菜肴有炝拌蚶子肉、蚶子羹等。

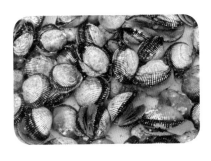

| 营养成分 |

每100克含量				
蛋白质 10 克	脂肪 0.8 克	碳水化合物 6 克	维生素 A 6 微克	维生素 B_1 0.01 毫克
维生素 B_2 0.07 毫克	维生素 B_3 1.1 毫克	维生素 E 13.23 毫克	钾 207 毫克	钠 354.9 毫克
钙 59 毫克	镁 84 毫克	铁 11.4 毫克	锌 11.59 毫克	锰 1.25 毫克
铜 0.11 毫克	磷 103 毫克	硒 41.42 微克	胆固醇 124 毫克	热量 71 千卡

| 保健功效 |

蚶子肉富含铁元素，具有补血作用，可预防缺铁性贫血。蚶子肉富含维生素E，可保护皮肤、延缓衰老。所含的钙、磷、镁、锌、锰等元素很高，可促进骨骼生长发育。蚶子必需彻底加工熟后才可食用，没有煮熟的蚶子肉往往携带有传染性肝炎病毒。

蚶子肉味甘、咸，性温。具有补气血、健脾益胃、散结等功效。用于血虚痿痹、胃痛、下痢脓血等症。贝壳味咸，性平。具有消痰软坚、化瘀散结、制酸止痛等功效。用于胃痛反酸、瘰疬、痰积难咳等症。

骨螺科

海螺

| 简介 |

    海螺又称红螺、顶头螺、假猪螺等，为骨螺科海水贝类动物。螺壳坚硬厚实，螺层约6层，壳顶细尖；厣角质椭圆形，棕色；头前端有1对触角，其外侧近基部各有1个黑色小眼；足部宽大，伸缩性强，遇到险情时即可缩入壳内。海螺的种类较多。我国各海域均有分布。喜栖息在海底岩礁及砂砾间。海螺肉丰腴细腻，味道鲜美。主要用于蒸、煮、烧烤、炒食等。常见菜肴有爆炒螺肫、螺衣凤片等。

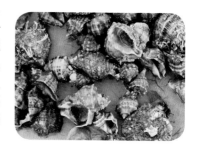

| 营养成分 |

每 100 克含量				
蛋白质 20.2 克	脂肪 0.9 克	碳水化合物 7.6 克	维生素 A 50 微克	维生素 B_2 0.46 毫克
维生素 B_3 0.2 毫克	维生素 E 20.7 毫克	钾 179 毫克	钠 219.6 毫克	钙 539 毫克
镁 191 毫克	铁 5.3 毫克	锌 3.34 毫克	锰 0.34 毫克	铜 0.05 毫克
磷 152 毫克	硒 74.78 微克		胆固醇 124 毫克	热量 119 千卡

| 保健功效 |

    海螺肉富含蛋白质、维生素、氨基酸、微量元素等成分，是高蛋白、低脂肪的天然保健食品。螺肉富含钙、镁、铁、锌等多种矿物质，可促进骨骼生长发育，预防骨质疏松。所含的维生素A、维生素E、镁、硒等物质也很高，这些物质有利于保护眼睛、降低血压、预防心脑血管疾病、消除自由基、延缓肌体衰老。患有胃肠虚寒、皮肤过敏者不宜食用。

    海螺肉味甘、咸，性凉。具有清热明目、利膈益胃等功效。用于心腹热痛、肺热肺燥、双目昏花等症。海螺壳味甘、咸，性微寒。具有化痰消积、止痉等功效，用于胃痛、淋巴结结核、手足痉挛等症。

玉螺科

扁玉螺

| 简介 |

　　扁玉螺又称玉螺、猫眼等，为玉螺科海水贝类动物。扁玉螺螺壳呈半球形，坚硬，螺层约5层，壳顶小，螺旋部短；体螺层膨大，壳面密被纤细的旋形刻纹；壳内面白色；壳口卵圆形，呈弧形；内唇略直，紧贴于体螺层上，中部形成1个大的褐色脐结节；脐孔大而深；厣角质化，卵圆形，深褐色；足体宽大。我国渤海、黄海、东海、南海均有分布。栖息在潮间带海底的泥沙中。主要用于蒸、煮、烧烤等。

| 营养成分 |

　　扁玉螺含蛋白质、脂肪、多种维生素和矿物质等成分。

| 保健功效 |

　　螺肉富含蛋白质、维生素和矿物质、营养丰富，一般人均可食用。
　　扁玉螺味甘、咸，性凉。具有清热解毒、化痰、消肿、制酸、解痉等功效。用于胃酸过多、四肢拘挛、疮疖肿痛、瘰疬等症。

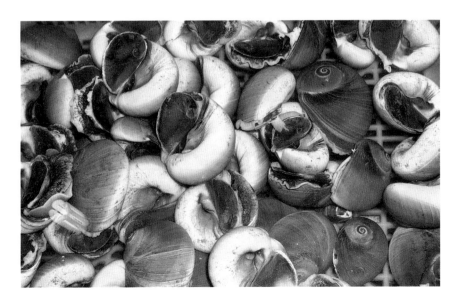

阿地螺科

泥螺

| 简介 |

    泥螺又称黄泥螺、梅螺、吐铁等，为阿地螺科海水贝类动物。泥螺椭圆形，外壳不发达，无螺塔、脐和厣片；外壳光亮，黄褐色至青灰色，长约2厘米，肉褐黄色。我国沿海有分布，以东海为多，亦可人工饲养。喜栖息在海湾内潮间带的泥沙中。泥螺以桃花盛开和中秋时节的品质最好，味道鲜美，常被制作成罐头出售。主要用于煮食、炒食、煲粥、盐腌、酒渍等。常见菜肴有酒渍黄泥螺、泥螺罐头等。

| 营养成分 |

    泥螺含蛋白质、脂肪、多种维生素和矿物质等成分。

| 保健功效 |

    民间常用盐或酒腌渍吃，用于咽喉干燥、咽喉炎、肺结核等症。

    泥螺味甘、咸，性微寒。具有补肝肾、益精髓、生津润燥、明目等功效。用于肝肾阴虚、虚烦发热、阴虚肺燥、咽干津少、目昏眼干等症。

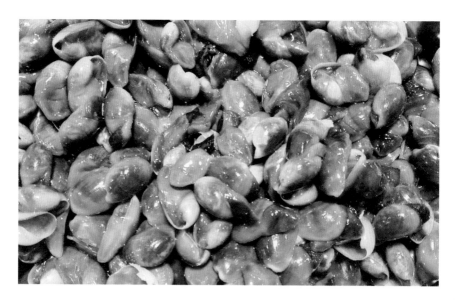

海龙科

海马

| 简介 |

海马又称马头鱼、水马、龙落子等，为海龙科海水鱼类。海马体形小，侧扁，无鳞片；头似马头，吻长，呈管状；腹部稍凸出，尾部细长，端部弯曲；有背鳍、胸鳍和臀鳍，无腹鳍和尾鳍。种类较多。我国各海域有分布，以南海为多。生活在浅海域的海草中。

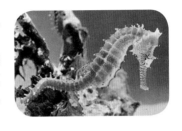

| 保健功效 |

海马无食用价值，但自古以来是一种中药材。民间常用海马泡药酒，用于补肾壮阳。

海马味甘、咸，性温。具有补肾壮阳、散结消肿等功效。用于肾虚阳痿、早泄遗精、遗尿、腰膝酸软、虚喘、疔疮肿毒、跌打损伤等症。患有阴虚火旺者忌用。

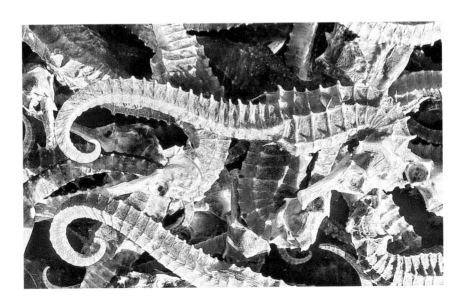

海龙

| 简介 |

　　海龙又称水燕子、钱串子、杨枝鱼等，为海龙科海水鱼类。海龙体狭长侧扁，无鳞片；头长，吻长，呈管状；腹部细长，微隆起，尾部细长，端部弯曲；有背鳍、胸鳍、臀鳍和尾鳍，无腹鳍。常见种类有尖海龙、拟海龙、刁海龙等。我国各海域均有分布。生活在浅海域的海草中。

| 保健功效 |

　　海龙无食用价值，但自古以来是传统的中药材。民间常用海龙泡药酒，用于补肾壮阳等。

　　海龙味甘、咸，性温。具有补肾壮阳、强身健体、散结消肿等功效。用于肾虚阳痿、腰膝酸软、年老体弱、疔疮肿毒、跌打损伤等症。患有阴虚火旺者忌用。

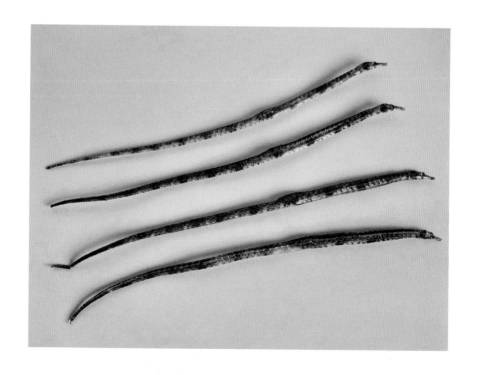

海蛾鱼科

海麻雀

| 简介 |

  海麻雀又称海蛾、海燕等，为海蛾鱼科海水鱼类。海麻雀体扁平，长不足10厘米，褐色或灰黄色，无鳞片，具硬骨板；喙部突出，呈短柄状；躯干部近圆盘形，具4条隆起脊；主要靠宽大如翼的一对胸鳍游泳。我国东海和南海有分布。生活在近海域的水底层。

| 保健功效 |

  海麻雀无食用价值，具有较高的药用价值。

  海麻雀味甘、咸，性平。具有补肾壮阳、止咳化痰、散结消肿等功效。用于肾虚阳痿、小儿气管炎、麻疹、腹泻等症。

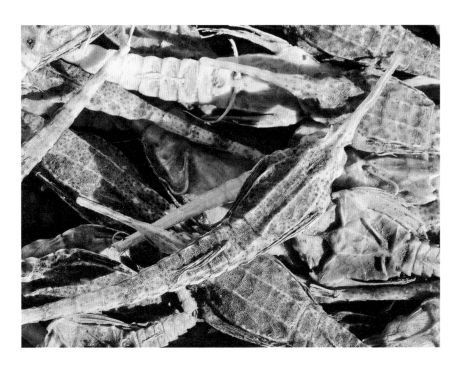

海燕科

海燕

| 简介 |

海燕为海燕科海水软体动物。海燕体扁平，稍肉质，呈五角星状；体盘背面有覆瓦状排列的骨片，在深蓝色的底色中夹杂有不规则形的红色斑块；腹面肉黄色或浅橘红色；体盘四周有辐射状排列的5条短腕，腕的腹面有开放的步带沟，沟内有列生管足2行，管足上有吸盘。分布于黄海、渤海等地。栖息在浅海海底砂砾或岩礁处。可在捕鱼时捕获，或退潮时在岩礁处捡拾。

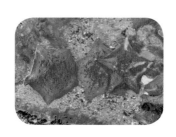

| 保健功效 |

海燕无食用价值，是传统的中药材。

海燕味咸，性温。具有滋阴壮阳、祛风湿等功效。用于风湿腰腿痛、阳痿等症。

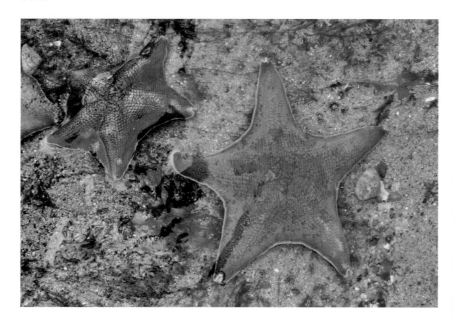

海盘车科

多棘海盘车

| 简介 |

　　多棘海盘车又称海星、五角星、海盘车等，为海盘车科海水软体动物。体扁平呈五角星状，反口面为鲜紫色，通体密布棘状小突起；结节、棘和腕的边缘为浅黄色；腕5条，粗长而扁，基部宽，两侧稍向内压缩，向末端处渐变窄；反口面稍隆起，口面略凹，浅黄色或带褐色。5条步带沟与口相连，呈辐射状排列。我国辽宁、河北、山东等地海域均有分布。栖息在潮间带海底砂砾或岩礁处。可在捕鱼时捕获，或退潮时在岩礁处捡拾。

| 营养成分 |

　　壳中含有多种氨基酸（天冬氨酸、苏氨酸、丝氨酸、谷氨酸、甘氨酸、丙氨酸、半胱氨酸、缬氨酸、甲硫氨酸、异亮氨酸、亮氨酸、酪氨酸、苯丙氨酸、赖氨酸、组氨酸、精氨酸、脯氨酸），尚含钙、磷、铁、锰、锌、铜、硼、钴、硅、铬、钡等多种矿物质成分。腕中含多种蛋白。

| 保健功效 |

　　多棘海盘车无食用价值，是传统的中药材。民间常用多棘海盘车泡酒，用于补肾壮阳。

　　多棘海盘车味咸，性温。具有清热平肝、和胃止泻、制酸止痛、软坚散结、镇静等功效。用于胃酸过多、胃溃疡、腹泻、癫痫、甲状腺肿大、淋巴结核等症。

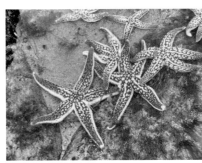

鲜活体

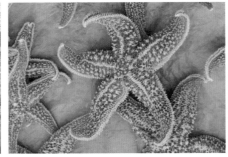

干制品

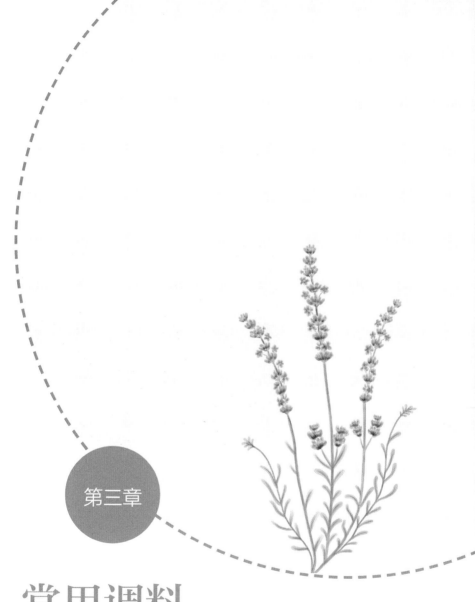

第三章

常用调料
及调味品

[第一节　调料]

百合科

大葱

| 简介 |

大葱又称葱、葱白等，为百合科草本植物。原产于西伯利亚。我国各地均有栽培。南方多食用小香葱。为常见蔬菜和辛辣调料。主要用于炝锅、制作菜肴、炖鱼、炖肉、提取葱油、晒制干品等。

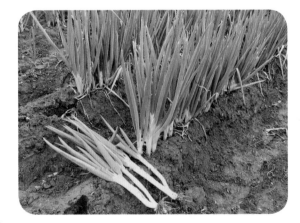

| 营养成分 |

大葱含挥发油，其主要成分为蒜素，尚含苹果酸、蛋白质、脂肪、碳水化合物、维生素A、B族维生素、维生素C、黏液质、多种矿物质等成分。

| 保健功效 |

大葱所含的挥发油和辣素，可刺激消化液分泌，增进食欲。并可促进血液循环、发汗、祛痰、利尿。

大葱味辛，性温。具有发汗解表、散寒通阳、杀菌等功效。用于风寒感冒、恶寒发热、头痛、胃寒、痛经等症。

洋葱

|简介|

洋葱又称葱头、圆葱、球葱等，为百合科草本植物洋葱的鳞茎。原产于亚洲西部。我国各地均有栽培。为常见蔬菜和辛辣调料。主要用于炒食、拌凉菜、做西餐的配料、制作洋葱酒等。

|营养成分|

洋葱含挥发油、前列腺素A、蛋白质、脂肪、碳水化合物、维生素A、B族维生素、维生素C、维生素E、多种矿物质等成分。

|保健功效|

经常吃洋葱，可扩张血管、降血压、降血脂、降血糖，预防骨质疏松。所含的植物杀菌素，有杀菌作用。

洋葱味辛，性平。具有健胃宽中、理气杀菌等功效。用于胃气滞、消化不良、高血压、高脂血症、冠心病、消渴等症。

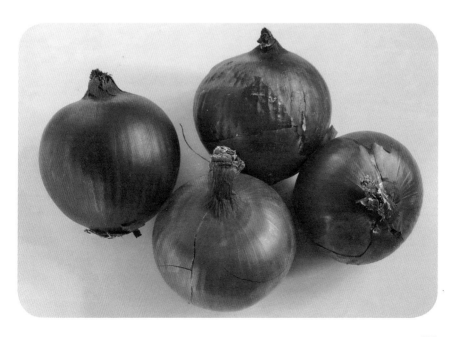

大蒜

| 简介 |

　　大蒜又称胡蒜、蒜头等，为百合科草本植物大蒜的地下鳞茎。我国各地均有栽培。为常见蔬菜和辛辣调料。主要用于炝锅、生食、凉拌菜、炖鱼、腌菜、制作腊八蒜、提取大蒜油等。

| 营养成分 |

　　大蒜含挥发油、大蒜素、多种酶、蛋白质、脂肪、碳水化合物、维生素A、B族维生素、维生素C、维生素E、黏液质、多种矿物质等成分。

| 保健功效 |

　　大蒜所含的大蒜素，具有很强的杀菌作用，对流感病毒、阴道滴虫、阿米巴原虫等有抑杀作用。所含的硒和锗元素，可防癌抗癌。大蒜还可预防心脑血管疾病。

　　大蒜味辛，性温。具有解毒杀虫、消肿、止痢等功效。用于流行性感冒、胃脘冷痛、痢疾、肠炎、肠道寄生虫等症。

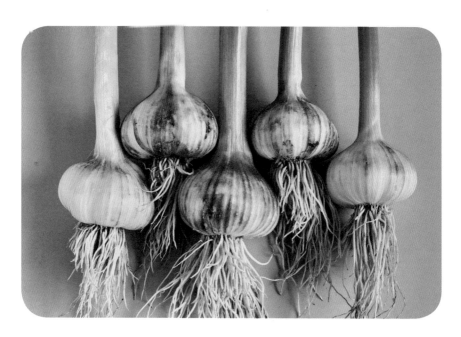

姜科

草果

| 简介 |

　　草果又称草果仁、草果子等，为姜科草本植物草果所结的果实。我国云南、贵州、广西等地出产。为西南地区等常用调料。草果辛温燥烈，气味浓厚，主要用于炖鸡、炖肉、炖鱼等。

| 营养成分 |

　　草果含挥发油，尚含碳水化合物、脂油、多种维生素和矿物质等成分。

| 保健功效 |

　　草果有镇咳祛痰、消炎、解热镇痛、平喘等作用。
　　草果味辛，性温。用于脘腹冷痛、反胃、呕吐、痰饮痞满、泻痢、积食等症。

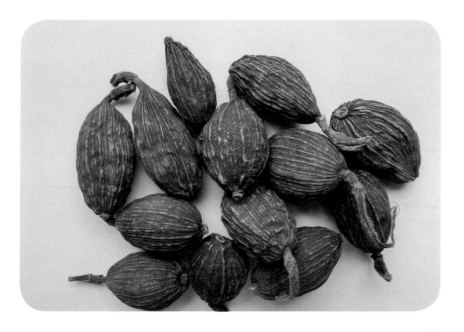

姜

| 简介 |

姜又称生姜、黄姜等，为姜科草本植物姜的地下根茎。我国各地均有栽培。为最常用的芳香辛辣调料。生姜除鲜用外，还可切成片晒制干品、磨成姜粉，以备常年食用。主要用于炝锅、炖鱼、炖肉、炖鸡、腌菜、煮姜糖水等。

| 营养成分 |

姜含挥发油，尚含蛋白质、多种氨基酸、脂肪、碳水化合物、胡萝卜素、B族维生素、维生素C、多种矿物质等。

| 保健功效 |

姜具有辛辣味，可使菜肴更具清香、鲜美味道，促进食欲。所含的姜酮、姜醇、姜酚等物质，可促进血液循环、刺激胃液分泌、健胃助消化。炖鱼炖肉时放入一些姜，不但可以去除腥味，还可以解鱼、虾、蟹、畜禽肉之毒。姜是传统的治疗恶心、呕吐的中药，晕车、晕船或恶心呕吐时，嘴里含点姜有明显的止晕止呕吐作用。姜有发汗解表、驱寒驱邪作用，着凉感冒或妇女痛经时，煮点姜汤水喝，可以缓解症状。所含的姜辣素进入人体后，可产生一种抗氧化酶，有很强的抗氧化作用，可清除体内自由基。患有阴虚内热者不宜食用。腐烂的姜含有致癌物黄樟素等有害物质，不可食用。

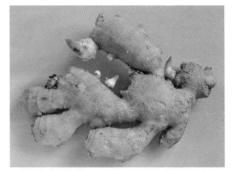

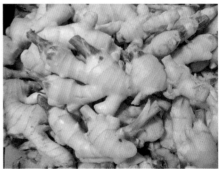

姜味辛，性温。具有解表散寒、温肺止咳、止呕等功效。用于风寒感冒、鼻塞头痛、胃寒胃痛、腹痛、肠疝痛、恶心呕吐、痰饮喘咳、泄泻、痛经等症。姜皮（生姜的皮）味辛，性凉。具有行水消肿等功效。用于水肿胀满等症。

高良姜

| 简介 |

    高良姜又称良姜、小良姜等，为姜科草本植物高良姜的地下根茎。我国分布于广东、广西、海南岛、台湾、云南等地，亦可人工栽培。为常用辛香调料。主要用于炖鱼、炖肉、炖鸡等。

| 营养成分 |

    高良姜含挥发油，尚含黄酮类高良姜素、多种维生素和矿物质等成分。

| 保健功效 |

    高良姜具有驱寒、镇痛消炎作用，为治疗胃寒、脘腹冷痛的常用中草药。患有阴虚火旺者忌食。

    高良姜味辛，性温。具有散寒止痛、温中止呕等功效。用于脾胃中寒、脘腹冷痛、反胃、呕吐、食滞、泄泻等症。

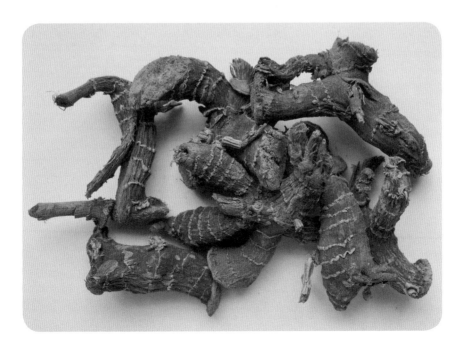

砂仁

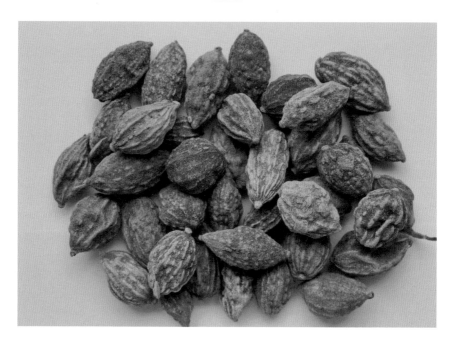

| 简介 |

砂仁又称缩砂仁、缩砂蜜等，为姜科草本植物阳春砂、绿壳砂或海南砂成熟的果实。我国分布于广东、广西、海南岛、福建、云南等地，亦可人工栽培。为常用辛香调料。主要用于炖鱼、炖肉、炖鸡等。

| 营养成分 |

砂仁含挥发油，尚含皂苷、多种维生素和矿物质等成分。

| 保健功效 |

砂仁可促进消化液分泌，增强胃肠蠕动，排出消化道内的积气。砂仁可去除肉类的腥膻和油腻味，具有调中理气、开胃消食、镇吐、安胎等作用。患有阴虚火旺者忌食。

砂仁味辛，性温。具有行气调中、和胃醒脾等功效。用于脾胃虚寒、腹痛痞胀、食滞、噎膈呕吐、寒泻冷痢、妊娠胎动等症。

豆蔻

| 简介 |

豆蔻又称白豆蔻、圆豆蔻等，为姜科草本植物白豆蔻或瓜哇白豆蔻所结的果实。我国广东、广西、云南等地有栽培。为常用辛香调料。主要用于炖鱼、炖肉、炖鸡、腌制酱菜等。

| 营养成分 |

豆蔻含挥发油，尚含蛋白质、脂肪、碳水化合物、多种维生素和矿物质等成分。

| 保健功效 |

豆蔻香味浓郁，能去除鱼、肉类的腥膻异味，增进食欲。豆蔻为芳香健胃剂，能促进胃液分泌、增进胃肠蠕动，去除胃肠中的积气等。

豆蔻味辛，性温。具有化湿消痞、行气温中、开胃消食等功效。用于胃寒湿阻气滞、呕吐、胸腹胀痛、积食不消等症。

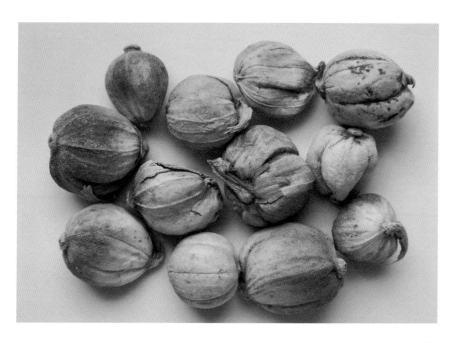

草豆蔻

| 简介 |

草豆蔻又称草寇仁、草寇、偶子、漏蔻等，为姜科草本植物草豆蔻所结的果实。我国分布于广东、广西、海南岛、台湾等地，亦可人工栽培。为常用辛香调料。主要用于炖鱼、炖肉、炖鸡等。

| 营养成分 |

草豆蔻含挥发油，尚含豆蔻素、山姜素、蛋白质、脂肪、碳水化合物、多种维生素、多种矿物质等成分。

| 保健功效 |

草豆蔻香味浓郁，能去除鱼、肉类的腥膻异味，增进食欲。草豆蔻为温性食物，有驱寒止痛、消积食排气等作用。患有阴虚血燥者忌食。

草豆蔻味辛，性温。具有燥湿行气、温中止呕等功效。用于心腹冷痛、寒湿呕吐、噎膈反胃、积食气滞、痰饮积聚等症。

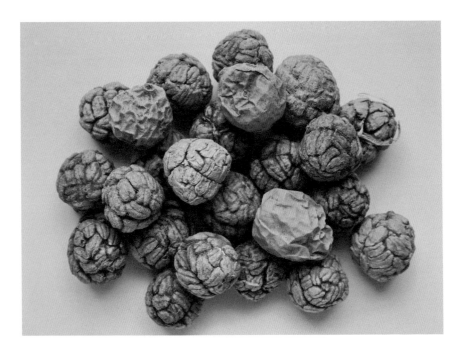

肉豆蔻科

肉豆蔻

| 简介 |

肉豆蔻又称肉果、迦拘勒等，为肉豆蔻科植物肉豆蔻所结的种子。我国广东、广西、云南等地有栽培。为常用辛香调料。主要用于炖鱼、炖肉、炖鸡等。

| 营养成分 |

肉豆蔻含挥发油，尚含丁香酚、异丁香酚、蛋白质、碳水化合物、多种维生素和矿物质等成分。脂肪中含有肉豆蔻酸等成分。肉豆蔻醚对人有致幻作用。

| 保健功效 |

肉豆蔻具辛香味，可去除鱼、肉类的腥膻味，增进食欲。所含的挥发油，能促进胃液分泌及胃肠蠕动，具有开胃、增进食欲，消胀止痛作用。

肉豆蔻味辛，性温。具有温中下气、涩肠止泻等功效。用于脾胃虚寒、脘腹胀痛、久泻不止、食少呕吐、积食不消等症。

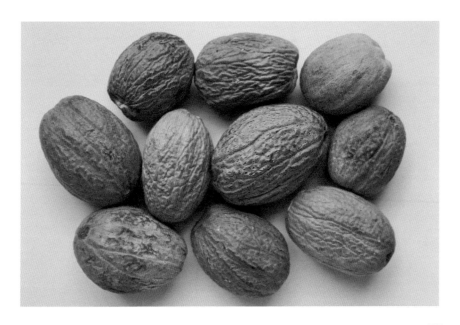

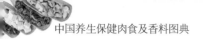

芸香科

花椒

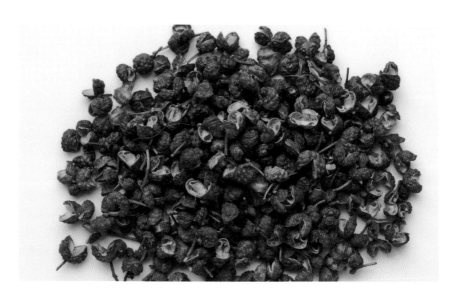

| 简介 |

　　花椒又称麻椒、秦椒、蜀椒等，为芸香科植物花椒树所结的果实。我国大部分地区有分布。为常见芳香调料。主要用于炝锅、拌凉菜、炖鱼、炖肉、炖鸡、腌菜，作为面点配料、火锅调料，并制作花椒油等。

| 营养成分 |

　　花椒含挥发油，尚含蛋白质、脂肪、碳水化合物、多种维生素、多种矿物质等成分。

| 保健功效 |

　　花椒可去除鱼肉类的腥膻味，增进食欲，健脾开胃。花椒有降血压、抗菌消炎等作用。

　　花椒味辛，性温。具有温中散寒、开胃、除湿止痛、杀虫等功效。用于脾胃虚寒、胃脘冷痛、风寒湿痹、痢疾、牙痛、阴痒、肠道寄生虫等症。

陈皮

| 简介 |

　　陈皮又称橘子皮、贵老等，为芸香科植物橘子等果实的干燥果皮。橘子皮存放的时间越久越好。我国南方广为栽培。为橘香苦味调料。主要用于炖肉、炖鸡、炖鱼等。

| 营养成分 |

　　陈皮含橙皮苷、橙皮素、川陈皮素等，尚含蛋白质、脂肪、碳水化合物、多种维生素、多种矿物质等成分。

| 保健功效 |

　　陈皮所含的挥发油，对胃肠道有温和的刺激作用，可排出胃肠内的积气。陈皮具橘香和苦味，可去腥解腻增香，增加食欲。

　　陈皮味辛、苦，性温。具有理气健脾、燥湿化痰等功效。用于胸脘胀满、咳嗽痰多、食欲不振、呕吐呃逆等症。

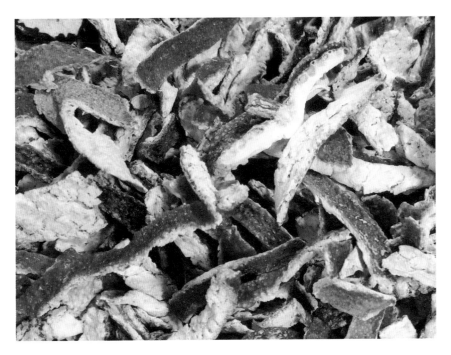

柠檬

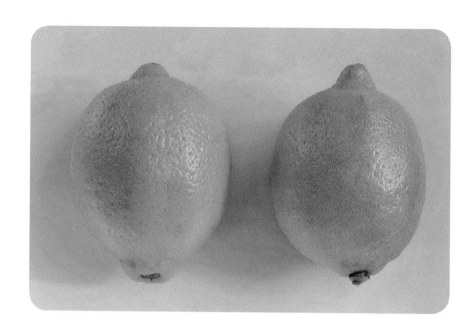

| 简介 |

　　柠檬又称黎檬、柠果、益母果等，为芸香科植物柠檬树所结的果实。我国南方栽培。为芳香酸味调料。主要用于拌凉菜、炖鱼、炖肉，做西餐的配料，制作糖果、饮料等。

| 营养成分 |

　　柠檬含柠檬酸、苹果酸、奎宁酸等多种有机酸、橙皮苷、柚皮苷、挥发油，尚含蛋白质、脂肪、碳水化合物、多种维生素、多种矿物质等成分。

| 保健功效 |

　　柠檬富含有机酸，具有很强的杀菌作用。柠檬气味芳香，可去除鱼肉类的腥膻味。柠檬富含维生素C等成分，有祛斑美容、防治肾结石等作用。

　　柠檬味酸，性微寒。具有化痰止咳、生津健胃、安胎等功效。用于暑热烦渴、胸闷不舒、支气管炎、妊娠呕吐、胎动不安等症。

樟科

桂皮

| 简介 |

    桂皮又称肉桂、香桂、官桂等，为樟科植物桂树的树皮。我国南方栽培。为芳香调料。主要用于炖鱼、炖肉、腌菜、腌肉等。

| 营养成分 |

    桂皮含挥发油，尚含蛋白质、脂肪、碳水化合物、多种维生素和矿物质等成分。

| 保健功效 |

    桂皮所含的挥发油气味香郁，可去除鱼、肉类的腥膻异味，可解腻增进食欲。桂皮有扩张血管、促进血液循环、增强血流量的作用。患有热病、盆腔炎者及孕妇应忌食。

    桂皮味甘、辛，性温。具有暖脾胃、散风寒、通血脉、助阳等功效。用于风寒感冒、心腹冷痛、阳痿、宫冷、风湿痹痛、跌损瘀滞、痛经等症。

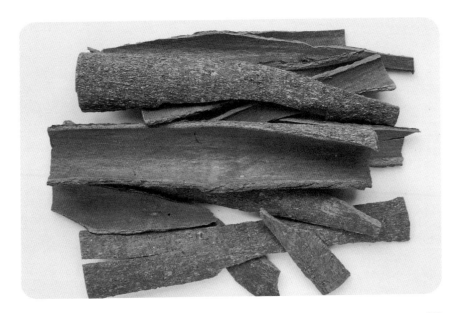

木兰科

大料

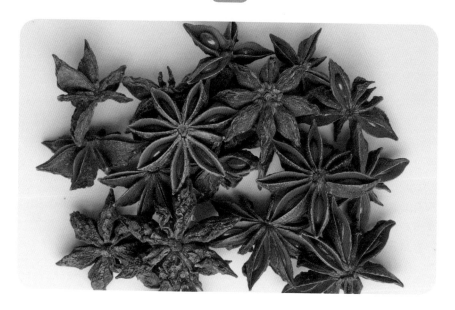

| 简介 |

　　大料又称八角茴香、大茴香、八角等，为木兰科植物八角茴香树所结的果实。我国广东、广西、福建、台湾、云南、贵州等地栽培。为芳香调料。主要用于炖鱼、炖肉、炖鸡、腌菜、腌肉等。

| 营养成分 |

　　大料含挥发油，主要成分为茴香醚等，尚含蛋白质、脂肪、碳水化合物、多种维生素、多种矿物质等成分。

| 保健功效 |

　　大料可去除肉类食材的腥膻味道，提升菜肴的香醇味，增进食欲。所含的挥发油可促进胃肠蠕动、缓解腹部疼痛。阴虚火旺者不宜食用。

　　大料味辛，性温。具有温阳散寒、理气止痛等功效。用于脘腹冷痛、寒疝腹痛、胃寒呕吐、肾虚腰痛、脚气等症。

伞形科

小茴香

| 简介 |

小茴香又称茴香、香丝菜、香子等，为伞形科草本植物茴香所结的果实。我国各地均有栽培。为芳香调料。主要作为炖鱼、炖肉、炖鸡、制作糕饼的配料等。

| 营养成分 |

小茴香含挥发油，主要成分为茴香脑、茴香醛等，尚含蛋白质、脂肪油、碳水化合物、多种维生素、多种矿物质等成分。

| 保健功效 |

小茴香可去除肉类食材的腥膻味，增加菜肴的香味。小茴香可促进唾液和胃液的分泌，增进食欲。患有阴虚火旺者不宜食用。

小茴香味辛，性温。具有温肾散寒、理气和胃、止痛等功效。用于小腹冷痛、寒疝腹痛、肾虚腰痛、胃痛、呕吐、痛经、脚气等症。

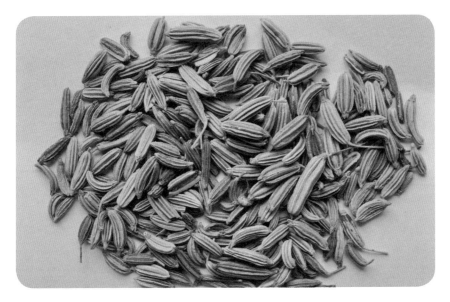

孜然

| 简介 |

　　孜然又称梧茗、安息茴香等，为伞形科草本植物安息茴香所结的果实。孜然原产于埃及一带。我国新疆等地有栽培。为芳香调料。主要用于烹制或烧烤牛、羊肉等。也可加工成孜然粉用。

| 营养成分 |

　　孜然含挥发油，主要成分为对伞花烃等，尚含蛋白质、脂肪、碳水化合物、多种维生素、多种矿物质等成分。

| 保健功效 |

　　小茴香可去除肉类食材的腥膻油腻味，提升菜肴的香味，增进食欲。小茴香可促进唾液和胃液的分泌，增进食欲。患有阴虚火旺者不宜食用。

　　孜然味甘、辛，性温。具有温中暖脾、开胃消食、醒脑通脉、祛寒除湿、祛风止痛等功效。用于脘腹冷痛、消化不良、风湿骨痛等症。

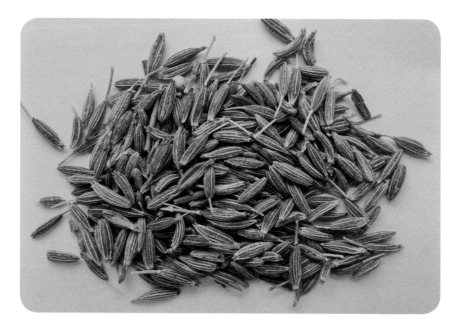

香菜

|简介|

香菜又称芫荽、胡荽等，为伞形科草本植物。我国各地均有栽培。为芳香蔬菜。主要用于炒菜、拌凉菜、涮火锅、炖鱼、做汤等。

|营养成分|

香菜含挥发油，尚含蛋白质、脂肪、碳水化合物、多种维生素、多种矿物质等成分。

|保健功效|

香菜可促进血液循环，发汗散寒治感冒。所含的挥发油可去除鱼肉类的腥膻味，提升菜肴的香味。香菜种子可促进胃肠腺体分泌和胆汁分泌。患有皮肤病、胃溃疡者忌食。

香菜味辛，性温。具有开胃消食、发汗透疹、健胃等功效。用于风寒感冒、无汗头痛、脾胃不和、消化不良、纳食不佳、麻疹或风疹透发不畅等症。

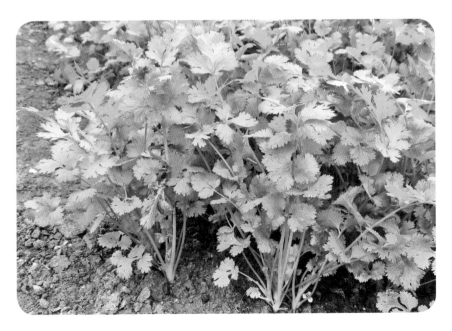

胡椒科

胡椒

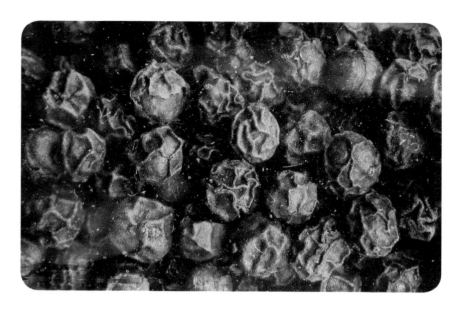

| 简介 |

胡椒又称浮椒、王椒、古月等，为胡椒科胡椒所结的果实。因采收和加工方法不同，有黑胡椒和白胡椒。我国海南岛、广东、广西、云南等地有栽培。为辛辣调料。主要用于烹制牛羊肉、汤羹调味等。

| 营养成分 |

胡椒含挥发油，尚含胡椒碱、胡椒油、蛋白质、脂肪、碳水化合物、多种维生素、多种矿物质等成分。

| 保健功效 |

胡椒可去除肉类的腥膻油腻味，提升菜肴的辛香味，增进食欲。胡椒为热物，有发汗散寒、健胃等作用。患有阴虚火旺、大便干燥者忌食。

胡椒味辛，性热。具有温中散寒、理气止痛、消痰等功效。用于胃寒腹痛、风寒感冒、食欲不振、呕吐、腹泻、慢性气管炎、哮喘等症。

桃金娘科

丁香

| 简介 |

　　丁香又称丁子香、公丁香、雄丁香等，为桃金娘科丁香树所结的花蕾。我国海南岛、广东、广西等地有栽培。新鲜的花蕾采回后要经过晾晒制成干品。丁香为常见的辛香调料。主要用于卤制肉类等。

| 营养成分 |

　　丁香含挥发油，尚含蛋白质、脂肪、碳水化合物、多种维生素、多种矿物质等成分。

| 保健功效 |

　　丁香可缓解胃部不适、腹部气胀、减轻恶心呕吐症状。丁香油可麻木牙齿神经，减轻牙痛和口臭。患有热证、阴虚内热者不宜食用或应忌食。
　　丁香味辛，性温。具有温中降逆、散寒止痛、温肾助阳等功效。用于胃寒呃逆、反胃、呕吐、心腹冷痛、疝气、肾虚阳痿、宫冷等症。

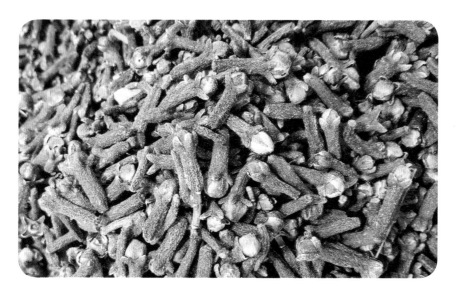

豆科

甘草

| 简介 |

甘草又称甜草根、蜜草等，为豆科草本植物甘草的地下根。我国分布于东北、华北、西北等地。为天然甜味调料。主要用于烹制菜肴、制作糕点和饮料的甜味剂。又可作香烟和蜜饯食品的配料。

| 营养成分 |

甘草含三萜类、黄酮类化合物、生物碱、多糖、多种矿物质等成分。

| 保健功效 |

甘草为甜味剂，可代替蔗糖在某些菜肴和面点中使用。甘草可抗心律失常、抗溃疡、缓解胃肠疼痛、改善肝功能、辅助治疗肝脏疾病等。患有肾病、高血压者不宜食用。

甘草味甘，性平。具有镇咳祛痰、补脾益气、清热解毒、调和中药等功效。用于脾胃虚弱、脘腹疼痛、倦怠乏力、心悸气短、咳嗽痰多、肠胃溃疡、痈肿疮毒等症。甘草还可缓解中草药的毒性和烈性，是中医常用的调和药物。

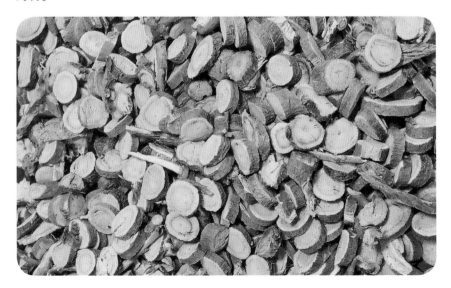

茄科

辣椒

| 简介 |

辣椒又称海椒、尖椒、辣茄等，为茄科草本植物辣椒所结的果实。我国各地均有种植，品种较多。为常见蔬菜和辛辣调料。主要用于烹制菜肴、做辣椒酱、提取辣椒油、辣椒素、晒制干品等。

| 营养成分 |

辣椒含辣椒碱、二氢辣椒碱、辣椒红素、蛋白质、脂肪、碳水化合物、胡萝卜素、多种维生素、多种矿物质等成分。

| 保健功效 |

辣椒的辣味主要来自辣椒碱和二氢辣椒碱，可刺激味觉神经，分泌唾液，促进食欲、健胃助消化。辣椒可驱寒，促进血液循环，减轻风湿关节疼痛。患有胃肠溃疡、易上火者不宜食用。

辣椒味辛，性热。具有温中散寒、开胃消食等功效。用于胃寒腹痛、消化不良、食欲不振、风湿关节疼痛、冻疮、疥癣等症。

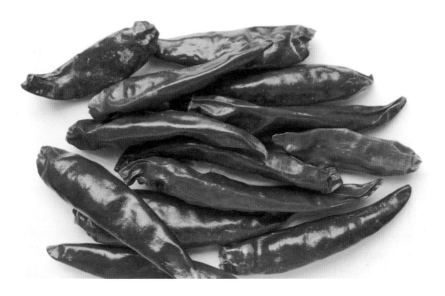

西红柿

| 简介 |

　　西红柿又称番茄、洋柿子等，为茄科草本植物西红柿所结的果实。我国各地均有种植。主要用于做菜肴、煮汤、做番茄酱、提取红色素、晒制干品。在南方常见用番茄与辣蓼等食材一起剁碎做蘸料。

| 营养成分 |

　　西红柿含番茄红素、胡萝卜素、多种维生素、多种矿物质等成分。

| 保健功效 |

　　西红柿富含有机酸，可生津止渴、助消化、利尿。所含维生素P（芦丁、路通），可保护毛细血管，帮助人体吸收维生素C。所含维生素C，可预防坏血病。所含胡萝卜素，可预防夜盲症。番茄红素可清除人体自由基，防癌抗癌。

　　西红柿味甘、酸，性凉。具有清热解毒、健胃消食、生津止渴等功效。用于烦热口渴、食欲不振、阴虚血热、目昏眼干、夜盲症、牙龈出血、高血压、冠心病、消渴等症。

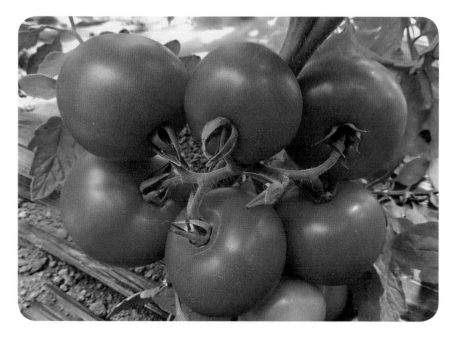

蓼科

辣蓼

| 简介 |

辣蓼又称水蓼、柳叶蓼等，为蓼科草本植物。我国大部分地区有分布。喜生沟渠边及湿润地。为常见野菜和调料。在我国西南地区常见少数民族用辣蓼与番茄等食材一起剁碎做蘸料用，风味独特。

| 营养成分 |

辣蓼含蓼黄素、维生素P等，尚含蛋白质、胡萝卜素、多种维生素和矿物质等成分。

| 保健功效 |

民间常用辣蓼做野菜食用。辣蓼含有挥发油，有明显的降血压作用。

辣蓼味辛，性温。具有化湿行滞、祛风、消肿等功效。用于胃肠炎、痢疾、腹痛、风湿性关节炎、跌打肿痛、脚气、皮肤湿疹、痔疮出血等症。

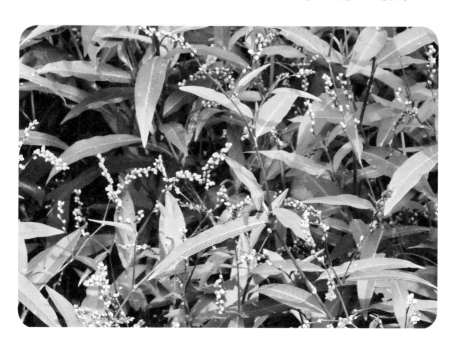

蔷薇科

木瓜

| 简介 |

　　木瓜又称光皮木瓜、榠楂等，为蔷薇科植物木瓜所结的果实。我国分布于西南、华中、华南等地。为天然酸味调料。可鲜用或晒干用。另一种木瓜为贴梗海棠，也可做酸味调料。云南等地人们常用木瓜炖鱼，风味独特。也可泡木瓜酒、酿醋等。

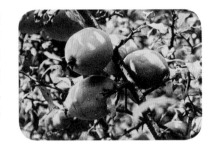

| 营养成分 |

　　果实含苹果酸、酒石酸、枸橼酸、蛋白质、多种维生素和矿物质等成分。

| 保健功效 |

　　木瓜含有丰富的维生素C，可抗氧化、美容护肤、防治坏血病。木瓜可去除肉类食材的腥膻味，分解蛋白质，有利于人体消化吸收。

　　木瓜味酸，性温。具有通经活络、祛风除湿、平肝和胃等功效。用于风湿筋骨痛、恶心、呕吐、转筋、水肿、脚气、痢疾等症。

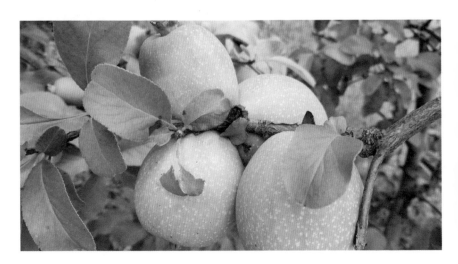

山楂

| 简介 |

　　山楂又称山里红、红果等，为蔷薇科山楂树所结的果实。我国分布于北方地区。为常见水果和酸味调料，可鲜用或干用。炖肉时放几个，肉则容易熟烂。亦可制作山楂糕、果酱、饮料、泡酒等。

| 营养成分 |

　　山楂含山楂酸等，尚含蛋白质、脂肪、碳水化合物、多种维生素和矿物质等成分。

| 保健功效 |

　　山楂富含有机酸和维生素C，可提高蛋白分解酶的活性，开胃消食，防治坏血病。山楂可扩张血管，增加冠状动脉血流量，有降血压、降血脂、抗心律不齐的作用。山楂能使子宫收缩，易于排出宫腔内的血块。

　　山楂味甘、酸，性微温。具有消食健胃、行气散瘀、生津止渴等功效。用于消化不良、胃脘胀痛、产后瘀阻、瘀血闭经、疝气疼痛等症。

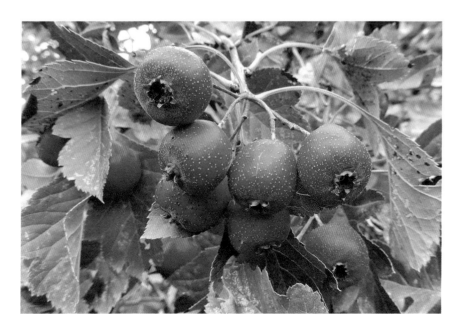

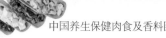
玫瑰花

| 简介 |

　　玫瑰花又称赤蔷薇花、徘徊花、刺玫花等，为蔷薇科玫瑰树所开的花。我国主要分布于北方、西南等地。为常见香味调料。主要用于制作糕点和元宵等的馅料、做玫瑰花酱、饮料、提取玫瑰花油等。

| 营养成分 |

　　玫瑰花含玫瑰油约3%，主要成分为香茅醇等，尚含鞣质、有机酸、蛋白质、脂肪、碳水化合物、多种维生素和矿物质等成分。

| 保健功效 |

　　玫瑰花富含维生素C，可增人体免疫力，抵抗自由基的侵害。玫瑰花可帮助体内正气运行，促进血液循环，有祛瘀调经等作用。

　　玫瑰花味甘、微苦，性温。具有疏肝解郁、活血止痛等功效。用于肝胃气痛、月经不调、经前乳房胀痛、瘀肿疼痛等症。

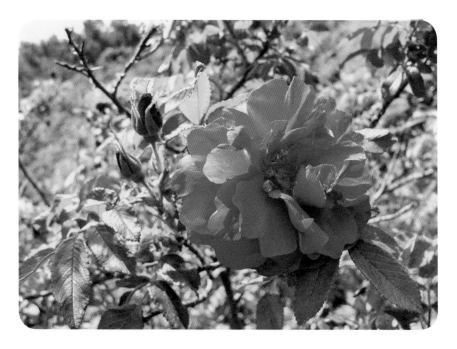

唇形科

薄荷

| 简介 |

薄荷又称蕃荷菜、升阳草等，为唇形科草本植物。我国大部分地区有野生或种植。为常见蔬菜和香味调料，一般为鲜用。主要用于拌凉菜、做蘸水、提取薄荷油、制作薄荷糖等。

| 营养成分 |

薄荷含挥发油，尚含蛋白质、脂肪、碳水化合物、多种维生素和矿物质等成分。

| 保健功效 |

薄荷气味芳香清凉，可提神醒脑，并可消除口臭。薄荷油可扩张毛细血管，增加汗腺分泌，清热消暑，防治伤风感冒、咽喉肿痛。薄荷外用可防治蚊虫叮咬，消炎止痒。

薄荷味辛，性凉。具有疏风散热、疏肝行气、避秽、解毒等功效。用于风热感冒、头痛、头昏、目赤、咽喉肿痛、胃脘胀痛、食滞气胀、呕吐、牙痛、麻疹不透、风疹瘙痒等症。

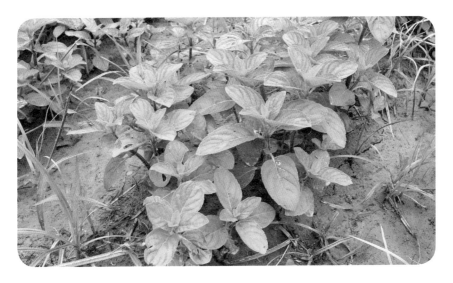

紫苏叶

| 简介 |

　　紫苏叶又称苏子叶、苏叶等，为唇形科草本植物紫苏的嫩叶片。我国大部分地区有种植。为常见蔬菜和香味调料，一般为鲜用。主要用于做拌凉菜、拌咸菜、制作蘸料等。种子可榨油，称为苏子油。

| 营养成分 |

　　紫苏叶含挥发油，尚含蛋白质、脂肪、碳水化合物、多种维生素和矿物质等成分。

| 保健功效 |

　　紫苏叶气味芳香，可提神醒脑。吃甲壳类水产品后，吃些紫苏叶可解鱼、虾、蟹之毒。紫苏叶可维持和改善大脑神经功能，提高记忆力。

　　紫苏叶味辛，性温。具有散寒解表、理气宽中等功效。用于风寒感冒、头痛、咳嗽、气喘、胸腹胀满、妊娠呕吐、胎动不安等症。

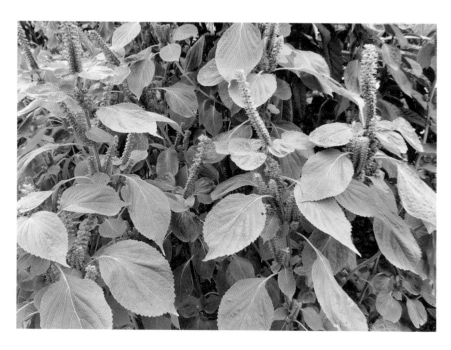

山茶科

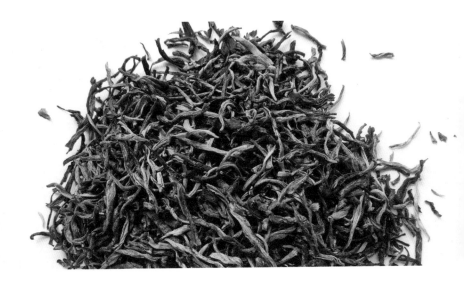

| 简介 |

茶叶又称茗、苦茶、酪奴等，为山茶科茶树的嫩叶片。我国主要分布于南方。在烹饪中绿茶用于制作菜肴、煮茶叶蛋等。在饭店吃完海鲜后常用绿茶水洗手及漱口，可去除鱼、虾、蟹的腥味。

| 营养成分 |

茶叶含咖啡因、茶碱等，尚含蛋白质、碳水化合物、胡萝卜素、多种维生素和矿物质等成分。

| 保健功效 |

绿茶富含茶多酚，有很强的抗氧化作用，可延缓衰老。所含的咖啡因，有兴奋中枢神经，提神醒脑作用。绿茶富含氟，对预防龋齿保护牙齿有益。睡前不宜喝茶，否侧容易影响睡眠。

绿茶味甘、苦，性寒。具有清热解毒、生津止渴、除烦醒脑、消食、利尿等功效。用于心烦口渴、头痛、目昏、食积痰滞症。

木犀科

桂花

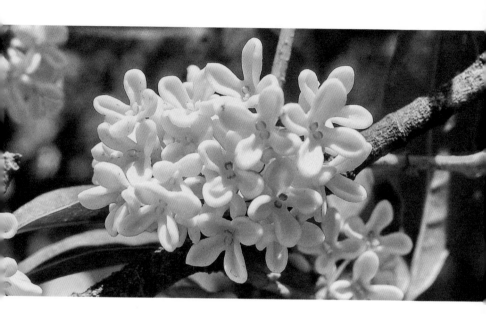

| 简介 |

　　桂花又称木犀花、月桂、岩桂、九里香等，为木犀科桂花树所开的花朵。花有白色、黄色、橙红色等。我国主要分布于南方及西南。为香味调料。主要用于制作菜肴、糕饼点心、酿造桂花酒、提取香料等。

| 营养成分 |

　　桂花含芳香物质，尚含蛋白质、碳水化合物、多种维生素和矿物质等。

| 保健功效 |

　　桂花香味浓郁，可消除口腔异味。所含的芳香物质，可刺激呼吸道促进痰液排出，具有化痰止咳平喘、止痛散血消瘀、治肠风痢疾的作用。

　　桂花味辛，性温。具有化痰止咳、散瘀、行气止痛等功效。用于痰饮喘咳、肠风痢疾、疝瘕、牙痛、口臭、经闭腹痛等症。

红毛菜科

紫菜

| 简介 |

　　紫菜又称索菜、岩菜等，为红毛菜科海洋藻类植物。我国沿海有分布，亦可人工养植。生长在沿海岩礁或绳索上。紫菜为常见海菜，又是鲜味调料。主要用于制作汤菜、寿司、晒制干品等。

| 营养成分 |

　　紫菜含蛋白质、脂肪、多种氨基酸、碳水化合物、胡萝卜素、多种维生素、矿物质、胆碱、叶绿素等成分。

| 保健功效 |

　　紫菜富含多种氨基酸，味道特别鲜美，可增进食欲。紫菜含有丰富的碘，可预防因缺碘引起的甲状腺肿大。所含的胆碱可增强记忆力。所含的甘露醇有利尿作用。紫菜富含多种矿物质，可促进骨骼生长发育。

　　紫菜味甘、咸，性寒。具有清热利尿、软坚化痰等功效。用于瘿瘤、瘰疬、咽喉肿痛、咳嗽痰稠、烦躁失眠、水肿、脚气等症。

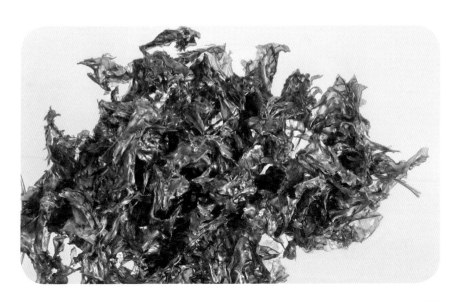

胡麻科

芝麻

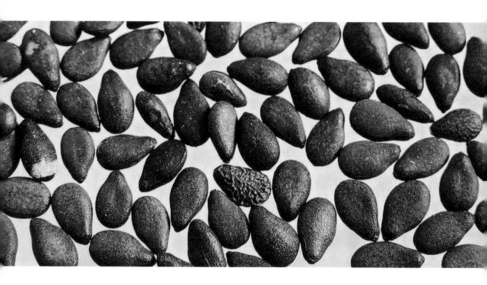

| 简介 |

　　芝麻又称脂麻、小胡麻、油麻等，为胡麻科草本植物芝麻所结的种子。黑芝麻和白芝麻等品种。我国各地有种植。为油料作物和香味调料。主要用于拌凉菜、制作烧饼点心、榨香油、做芝麻酱等。

| 营养成分 |

　　芝麻含脂肪油，油中含油酸、亚油酸等，尚含芝麻素、蛋白质、氨基酸、卵磷脂、碳水化合物、多种维生素和矿物质等成分。

| 保健功效 |

　　芝麻所含的亚油酸，可降低血液中的胆固醇，有预防动脉硬化的作用。所含的芝麻素，可抗氧化，延缓肌体衰老。经常吃芝麻可增强皮肤弹性，对脱发和须发早白有食疗作用。所含油脂可滑肠通便。

　　芝麻味甘，性平。具有补肝肾、润肠通便等功效。用于精血亏虚、头晕眼花、须发早白、四肢无力、肠燥便秘等症。

［第二节 调味品］

白糖

| 简介 |

白糖是用禾本科植物甘蔗或藜科植物甜菜的根所榨取的精制糖。由于加工方法不同，分为白砂糖和绵白糖。甘蔗分布于我国南方。甜菜我国各地有种植。为常见食品和甜味调料品。主要用于烹制各种菜肴、炖鱼、炖肉、炖鸡，制作糕饼点心、糖果、果脯、饮料等。白糖在菜肴烹饪中有提鲜的作用。炖肉、炖鸡时常用白糖炒制焦糖色。

| 营养成分 |

白糖主要含碳水化合物，尚含多种氨基酸、维生素B_2、钾、钙、镁、铁、锰、锌、铜、磷等成分。

| 保健功效 |

适当食用白糖有助于人体对钙的吸收，过多食用则会妨碍对钙的吸收。吃糖过多可助热、损害牙齿。患有高血压、动脉硬化、冠心病以及孕妇、儿童和肥胖者应控制食用糖量。糖尿病患者不宜食用。

白糖味甘，性平。具有润肺、生津等功效。用于肺燥咳嗽、咽干口渴、脾虚、腹痛、低血糖等症。

冰糖

| 简介 |

冰糖又称结晶糖，是白砂糖再制的结晶体，由于其形状似冰透明，故称为冰糖。冰糖的颜色为白色或微黄色，以透明的冰糖质量最好，纯度高，口味清甜。冰糖与白糖在体内分解的成分一样，故可代替白糖使用。冰糖为常见食品和甜味调料品。主要用于炖鱼、炖肉、制作糕点、饮料等。由于冰糖甜而不

腻，人们常用它煲制各种滋补汤类。

| 营养成分 |

冰糖主要含碳水化合物，尚含维生素及多种矿物质等成分。

| 保健功效 |

冰糖为单糖，不易发酵，烹制食物时口感好，不易酸化。吃糖过多可助热、损害牙齿。患有高血压、动脉硬化、冠心病以及孕妇、儿童和肥胖者应控制食用糖量。糖尿病患者不宜食用。

冰糖味甘，性平。具有养阴生津、补中益气、健脾和胃、润肺止咳等功效。用于肺燥咳嗽、干咳无痰、咳痰带血、风火牙痛、咽干口渴、营养不良、低血糖等症。

红糖

| 简介 |

红糖又称蔗糖、赤砂糖等，是用禾本科植物甘蔗经过粗加工形成的糖，保留了甘蔗原有的特殊香甜味。日常生活中主要用于制作糕饼点心、煮姜糖水等。也可代替白糖烹制菜肴等。

| 营养成分 |

红糖未经深加工，保留了甘蔗的原汁原味，其营养成分高于白糖。主要含碳水化合物，尚含胡萝卜素、维生素B_1、维生素B_3、钾、钙、镁、铁、锰、锌、铜、磷、硒等成分。

| 保健功效 |

红糖富含铁元素，可预防治疗缺铁性贫血。红糖有活血驱寒作用，可缓解妇女因受寒所致的痛经。并可促进子宫收缩，排出产后宫腔内的瘀血。着凉感冒时煮一些姜糖水喝，可促进血液循环，发热驱寒，减轻感冒症状。患有阴虚内热、消渴症者不宜食用或忌食。

红糖味甘，性温。具有健脾暖胃、活血散瘀、益气补血、缓中止痛等功效。用于阴寒腹痛、痛经、产后恶露不下、营养不良、低血糖等症。

蜂蜜

| 简介 |

蜂蜜是蜜蜂科昆虫意大利蜜蜂或中华蜜蜂采集植物花朵上的蜜源所酿制的蜜。根据蜜源植物开花期的不同，有多种蜂蜜，如枣花蜜、荆条蜜、槐花蜜等。为常用食品和甜味剂。主要用于制作糕点、果脯、烹制肉类食品、制作饮料等。也是制作中成药的配料。

| 营养成分 |

蜂蜜主要含果糖、葡萄糖，蔗糖，尚含挥发油、有机酸、抑菌素、酶类、蜡质、蛋白质、脂肪、B族维生素、维生素C、钾、钙、镁、铁、锰、锌、铜、磷、硒等成分。

| 保健功效 |

经常食用蜂蜜，有帮助消化、抗菌消炎、促进伤口愈合、排毒解毒、改善肝功能、扩张冠状动脉、提高机体免疫力、改善睡眠、护肤美容、润肠通便、延年益寿等作用。消渴症者不宜食用。

蜂蜜味甘，性平。具有滋阴补虚、润肺止咳、护肤美容、润肠通便、解毒等功效。用于身体虚弱、营养不良、肺燥咳嗽、胃脘疼痛、胃肠溃疡、皮肤干燥、低血糖、便秘等症。

酱油

| 简介 |

酱油又称酱汁、豉汁等。酱油主要是由大豆、小麦、麦麸、食盐等原料发酵酿制而成的液体调味品，有独特的酱香味。酱油一般有老抽和生抽等品种。老抽味咸色重，主要用于食材着色；生抽主要用于食材提鲜。酱油为常用咸鲜调味品。主要用于烹制菜肴、炖鱼、炖肉、炖鸡、拌凉菜、腌制酱菜等。

| 营养成分 |

酱油主要含酵母菌、乳酸菌、异黄酮、蛋白质、多种氨基酸、脂肪、碳水化合物、B族维生素、钾、钠、钙、镁、铁、锰、锌、铜、磷、硒等成分。

| 保健功效 |

　　酱油含有多种氨基酸，能提高菜肴的咸鲜味，促进食欲。酱油所含的异黄酮，可降低人体血液中胆固醇、预防心血管疾病。酱油能产生一种天然的抗氧化成分，有助于减少人体内自由基的侵害。

　　酱油味咸，性寒。具有清热除烦、开胃健脾、解毒消炎等功效。用于腹痛、腹泻、胃痛、急性肠炎等症。

食醋

| 简介 |

　　醋古代称之为酢、苦酒等。米醋主要由小米、麦麸、红糖等原料发酵酿制而成的液体调味品。由于酿制醋的原料不同，其颜色和口味也不同，常见的种类有米醋、老陈醋、香醋、白醋、果汁醋等。为常用酸性调味品。主要用于烹制菜肴、拌凉菜、蘸料、炖鱼等。

| 营养成分 |

　　醋主要含醋酸、乳酸、葡萄糖酸等，尚含蛋白质、氨基酸、脂肪、碳水化合物、B族维生素、钾、钠、钙、镁、铁、锰、锌、铜、磷、硒等成分。

| 保健功效 |

　　醋有解毒杀菌、去除肉类腥膻味的作用。醋可软化血管、降血压、美容护肤。醋可溶解食物中的钙，有利于钙的吸收。

　　醋味酸、微苦，性温。具有活血化瘀、消积化食、解毒杀菌等功效。用于慢性萎缩性胃炎、泌尿结石、高血压、流行性感冒、呼吸道感染、醉酒等症。

料酒

| 简介 |

　　料酒又称黄酒，是我国的特产酒。料酒主要是由粳米、麦曲等原料发酵酿制而成的低度酒。由于酿制料酒的原料不同，常见的料酒有普通料酒、绍兴黄酒、花雕酒、加饭酒、封缸酒、即墨老酒等。为常用调味品，也是江浙百姓的常饮酒。主要用于烹制菜肴、炖鱼、炖肉等。

| 营养成分 |

料酒主要含糖、脂类、多种氨基酸、有机酸、醇、多种维生素、钾、钠、钙、镁、铁、锰、锌、铜、磷、硒等成分。

| 保健功效 |

料酒营养丰富，富含多种氨基酸等成分，可去除鱼、肉类的腥膻味，解油腻，增加菜肴的鲜香味。料酒为温性物，可促进血液循环，通经活络，抵御寒冷，预防感冒、补血养颜。黄酒烫热后饮用，可使所含的脂类芳香物蒸腾，使酒味更加醇厚芳香。

料酒味甘，性温。具有舒筋活血、补血养颜等功效。用于御寒及风寒感冒、睡眠不安等症。

蚝油

| 简介 |

蚝油又称蛎油，是用牡蛎科海洋生物鲜牡蛎的肉加辅料熬制而成的呈半流体状的液体。具有天然的牡蛎风味，为常用的咸鲜调味品。主要用于烹制各种菜肴、炖鱼、炖肉、拌馅料、腌制肉类等。

| 营养成分 |

蚝油主要含蛋白质、脂肪、碳水化合物、多种氨基酸、核糖核酸、有机酸酯、维生素A、维生素 B_2、钾、钠、钙、镁、铁、锰、锌、铜、磷、硒等成分。

| 保健功效 |

蚝油营养丰富，含有20余种氨基酸，其中谷氨酸的含量最高，可增加菜肴的鲜香味，促进食欲。蚝油富含牛磺酸，具有提高人体免疫力、防癌抗癌等保健作用。蚝油富含锌等多种矿物质，尤其适合儿童补充锌元素，促进智力和身体生长发育。

蚝油味甘、咸，性辛。具有滋阴养血等功效。用于烦热失眠、心神不安、营养不良、身体虚弱、丹毒等症。

味精

| 简介 |

味精又称味素，主要成分为谷氨酸钠，成品为白色柱状晶体。味精用水稀释3000倍仍具鲜味，故称味精。谷氨酸钠是用粮食为原料，经过微生物发酵而制成的结晶体。为常用鲜味剂。主要用于烹制各种菜肴、炖鱼、炖肉、拌馅料、拌凉菜、煮汤等。

| 营养成分 |

味精主要含谷氨酸钠、蛋白质、脂肪、碳水化合物、B族维生素、钾、钠、钙、镁、铁、锰、锌、铜、磷、硒等成分。

| 保健功效 |

味精主要用于烹制菜肴时的增鲜剂，日常生活中不宜一次过多食用味精。味精应在菜肴快出锅时使用，不能在酸性或碱性较浓的菜肴以及高温条件下使用。味精进入人体胃肠后，很快被分解出谷氨酸，谷氨酸对智力发育有益。

味精味微酸，性平。具有开胃、滋补等功效。用于神经衰弱、智力不足、胃溃疡、胃液不足、食欲不振等症。

鸡精

| 简介 |

鸡精又称鸡粉，是以鸡肉粉为主料，配以辅料制成的复合调味品。特点是既有鸡肉的香味又有味精的鲜美味。为常用鲜味剂。主要用于烹制各种菜肴、炖鱼、炖肉、拌馅料、拌凉菜、煲汤等。

| 营养成分 |

鸡精主要含鸡肉粉、谷氨酸钠、白胡椒粉、姜粉、膳食纤维、蛋白质、多种氨基酸、脂肪、碳水化合物、B族维生素、钾、钠、钙、镁、铁、锰、锌、铜、磷、硒等成分。

| 保健功效 |

在烹饪菜肴时一般在菜肴即将出锅时加入较好，可使菜肴味道更加鲜美。

鸡精含有多种氨基酸、蛋白质、矿物质等成分，营养价值高于味精。鸡精所含的氨基酸有利于促进智力发育。鸡精含有核苷酸，核苷酸的代谢产物是尿酸，所以痛风患者应少食。鸡精不可一次过多食用。

鸡精味鲜、咸，性平。具有提神、开胃、助消化等功效。用于食欲不振、消化不良、智力不足等症。

腐乳

| 简介 |

腐乳又称酱豆腐，它是以豆科植物大豆磨成豆腐为主要原料，经微生物发酵而制成的食品，是独具我国民族特色的调味品。腐乳有红腐乳、白腐乳、青腐乳等品种。可单独食用或做菜肴的调味品。主要用于卤制肉类、做火锅的调料，做面食或烤制品的佐料等。

| 营养成分 |

腐乳主要含蛋白质、氨基酸、脂肪、碳水化合物、胡萝卜素、B族维生素、维生素E、钾、钠、钙、铜、磷、硒等成分。

| 保健功效 |

腐乳富含多种氨基酸和多种酵母，可增进食欲，帮助消化。腐乳含有丰富的B族维生素，经常食用可补充维生素B_{12}（钴胺素），预防老年性痴呆。腐乳含盐和嘌呤较多，患有高血压、心脑血管疾病、痛风、肾病、消化道溃疡者不宜食用。

腐乳味甘、咸，性平。具有开胃消食、健脾调中等功效。用于消化不良、食欲不振、脾胃不健、小儿疳积等症。

豆豉

| 简介 |

豆豉又称大豆豉、淡豆豉等，是以豆科植物大豆或黑豆为主要原料，经过微生物发酵而制成的调味食品。成品黑色或黑褐色，具有独特风味。为常用咸鲜调味品。主要用于炒菜、蒸菜、炖菜、制作豆豉辣酱等。

| 营养成分 |

豆豉主要含蛋白质、氨基酸、脂肪、碳水化合物、膳食纤维、B族维生素、维生素E、钾、钠、钙、镁、铁、锌、锰、铜、磷、硒等成分。

| 保健功效 |

豆豉营养价值较高，富含氨基酸等成分，具有助消化、增强脑力、提高肝功能、解毒的作用。豆豉可增强肌肤新陈代谢、促进机体排毒、维护皮肤和毛发的健康。经常食用豆豉可降低血液中胆固醇，降低患心脑血管疾病的风险。

豆豉味甘、微苦，性平。具有宽中除烦、清热解毒、宣郁等功效。用于感冒头痛、烦躁、胸闷、伤寒等症。

黄酱

| 简介 |

黄酱又称黄豆酱、大酱等，是以豆科植物大豆和禾本科小麦粉为主要原料，经过微生物发酵而制成的食品。成品有干黄酱和稀黄酱。黄酱有浓郁的酱香味，为常用咸鲜调味品。主要用于烹制各种菜肴，也是北方制作炸酱面或煎饼的主要配料。

| 营养成分 |

黄酱主要含蛋白质、多种氨基酸、大豆磷脂、碳水化合物、膳食纤维、胡萝卜素、B族维生素、维生素E、钾、钠、钙、镁、铁、锌、锰、铜、磷、硒等成分。

| 保健功效 |

黄酱富含优质蛋白质和氨基酸，能使菜肴味道更加鲜美，可开胃，增进食欲。黄酱富含亚油酸和亚麻酸，能补充人体必需的脂肪酸，对降低人体血液中的胆固醇有益，可降低患心脑血管疾病的风险。黄酱富含不饱和脂肪酸和大豆磷脂，有保护血管弹性，健脑益智和防止脂肪肝形成的作用。患有严重肝病、肾病、痛风者不宜食用。

黄酱味咸，性寒。具有清热除烦、健脾和胃等功效。用于脾胃虚弱、食欲不振、水肿等症。民间用黄酱涂抹烫伤或蜂虫蜇伤处可消肿止痛。

甜面酱

| 简介 |

甜面酱又称甜酱等，是以禾本科植物小麦粉为主要原料，经过微生物发酵而制成的半流体食品。具有甜中带咸的酱香和酯香味。为常用咸鲜调味品。主要用于烹制酱爆或酱烧的各种菜肴，也是吃生鲜蔬菜等的蘸料。甜面酱是食用烤鸭必备的调味品之一。

| 营养成分 |

甜面酱主要含蛋白质、多种氨基酸、脂肪、碳水化合物、膳食纤维、胡萝卜素、B族维生素、维生素E、钾、钠、钙、镁、铁、锌、锰、铜、磷、硒等成分。

| 保健功效 |

甜面酱的甜味来自发酵过程中的麦芽糖、葡萄糖等物质。鲜味来自蛋白质分解产生的氨基酸。消渴症和高血压患者不宜多食或忌食。

豆瓣酱

| 简介 |

豆瓣酱又称蚕豆酱等，是用豆科植物蚕豆的豆瓣、禾本科小麦粉等为主要原料酿制而成的食品。亦可加入辣椒制成豆瓣辣酱。为咸鲜调料品。较著名的有四川的郫县豆瓣酱。主要用于烹制川菜菜肴等。

| 营养成分 |

豆瓣酱主要含蛋白质、磷脂、碳水化合物、膳食纤维、胡萝卜素、B族维生素、维生素E、维生素K、钾、钠、钙、镁、铁、锌、锰、铜、磷、硒等成分。

| 保健功效 |

豆瓣酱富含蛋白质、氨基酸等成分，可提升菜肴的品味，开胃，增进食欲。豆瓣酱含有大脑和神经组织的重要组成物质磷脂，并含有胆碱，可降低人体血液中的胆固醇，健脑,增强记忆力。豆瓣酱含盐较多，患有高血压者不宜

过多食用。

豆瓣酱味甘、咸,性微寒。具有益气健脾、利湿消肿等功效。用于食欲不振、消化不良等症。

芝麻酱

| 简介 |

芝麻酱又称麻酱，是用胡麻科植物芝麻所结的种子为原料，经过研磨而制成的食品。为常用香味调料品。主要用于拌凉菜、制作烧饼、糕点、糖果等，也是火锅涮肉必不可少的主要配料。

| 营养成分 |

芝麻酱主要含蛋白质、脂肪、碳水化合物、膳食纤维、芝麻素、卵磷脂、B族维生素、维生素E、钾、钠、钙、镁、铁、锌、磷、硒等成分。

| 保健功效 |

芝麻酱含有丰富的钙、磷、铁等元素，经常食用可促进骨骼生长、预防骨质疏松和缺铁性贫血。所含的卵磷脂，可降低血液中的胆固醇，健脑益智，滋润皮肤和毛发。所含的维生素E，可促进细胞生长，滋润皮肤，延缓衰老。

芝麻酱味甘，性平。具有补肝肾、润五脏等功效。用于肝肾气血亏虚、头晕眼花、眩晕、耳鸣、须发早白、慢性神经炎、肠燥便秘等症。

韭菜花酱

| 简介 |

韭菜花酱又称韭花酱，是用百合科植物韭菜所开的花序为主要原料，经过磨碎后发酵而制成的食品。为常见咸辛味调料品。主要用于火锅涮肉时的配料，也是吃杂碎汤的配料。

| 营养成分 |

韭菜花酱主要含蛋白质、氨基酸、脂肪、碳水化合物、膳食纤维、胡萝卜素、B族维生素、维生素C、钠、钙、铁、锌、磷等成分。

| 保健功效 |

韭菜花酱可去除牛羊肉的腥膻味,开胃,增进食欲。

韭菜花酱味辛、咸,性温。具有补肾阳、壮腰膝、除胃热等功效。用于食欲不振、消化不良、反胃、阳痿等症。

番茄酱

| 简介 |

番茄酱又称西红柿酱,是用茄科植物番茄所结的果实为主要原料,经过研碎等工艺而制成的食品。为常见酸甜味调料品。主要用于烹制酸甜口味的菜肴及煲汤等。也可涂抹在面包或馒头上食用。西餐也常用番茄酱做配料。

| 营养成分 |

番茄酱主要含番茄红素、果胶、蛋白质、脂肪、碳水化合物、膳食纤维、胡萝卜素、B族维生素、维生素C、维生素E、钾、钠、钙、铁、锌、镁、锰、铜、磷等成分。

| 保健功效 |

番茄酱里的营养成分比新鲜番茄更容易被人体消化吸收。番茄酱富含番茄红素,番茄红素为优良的抗氧化剂,可清除人体内的自由基,保护细胞,使脱氧核糖核酸及基因免遭破坏,具有一定的防癌、抗癌作用。番茄红素还可以保护心脑血管,预防高血压、动脉硬化、冠心病等。番茄酱酸甜适口,有促进食欲、预防便秘、美容养颜等作用。患有急性肠炎、细菌性痢疾、胃肠溃疡者不宜食用。

番茄酱味酸、甜,性微寒。具有健胃、消食等功效。用于食欲不振、胃热口干等症。

芥末

| 简介 |

芥末又称芥子末、芥辣粉、芥末膏等,是用十字花科植物芥菜或萝卜成熟

的种子碾磨成粉状的调味料，吃时需用水发。另外一种绿芥末源于日本，是用十字花科草本植物辣根研磨成的半流体膏状成品。为常用辛辣调味品。主要用于拌凉菜、蘸料、腌肉等。

| 营养成分 |

芥末主要含芥子油、蛋白质、脂肪、碳水化合物、膳食纤维、胡萝卜素、B族维生素、维生素E、钾、钙、镁、铁、锌、锰、铜、磷、硒等成分。

| 保健功效 |

芥末强烈的辣味主要成分是芥子油等，可刺激胃液分泌，开胃增进食欲，促进血液循环，发汗解表。芥末有杀菌作用，吃生鱼片等海鲜时常蘸芥末食用。患有眼疾、消化道溃疡者不宜食用或忌食。

芥末味辛，性温。具有温胃散寒、利气祛痰、通络等功效。用于胃寒呕吐、心腹冷痛、咳嗽痰多、风湿性关节炎、鼻塞不通等症。

五香粉

| 简介 |

五香粉是由多种香料混合配制而成的细粉状复合调味品。五香粉并非只有五种原材料，常见的主要原材料为桂皮、八角茴香、小茴香子、芫荽子、花椒、甘草等，有些配方还调换了其他原材料。为常用辛辣调味品。主要用于卤制各种菜肴、拌馅料、烧烤、腌酱菜等。

| 营养成分 |

五香粉主要含挥发油、蛋白质、脂肪、碳水化合物、胡萝卜素、B族维生素、维生素E、钾、钠、钙、镁、铁、锌、磷、硒等成分。

| 保健功效 |

五香粉气味芳香，可去腥解腻，提升菜肴的品味，开胃增进食欲。五香粉所含的挥发油，有通表、散寒、扩张血管等作用。孕妇在怀孕早期不宜食用。

五香粉味辛，性温。具有健脾温中、消炎、利尿等功效。用于体寒、阴虚等症。

食盐

| 简介 |

食盐的化学名称为氯化钠，是用海水或含盐水经过晾晒，水分蒸发后加工制成的结晶盐。常见种类有海盐、天然湖盐、深井岩盐、竹盐等。从形状上分有粗盐和细盐。从保健上分有加碘盐、低钠盐等。食盐有"味中之王、百味之祖"之称，为日常生活中必不可少的调味品。主要用于烹制各种菜肴、煲汤、制作面食、糕点、腌菜、腌肉等。

| 营养成分 |

每100克食盐中含99克氯化钠。

| 保健功效 |

食盐是维持人体正常生理机能不可缺少的物质成分。食盐的氯离子和钠离子可使人体血液的渗透压、酸碱度保持平衡稳定。如果人体缺盐，就会出现生理机能紊乱、无精神、浑身无力、四肢痉挛、昏迷等一系列症状。食盐中的氯离子在人体中参与胃酸的形成，有助于食物的消化吸收。食盐有很好的杀菌防腐作用，可保持食物不腐败变质。夏天出汗多，或运动后大量出汗，可适当喝点淡盐水补充盐分的流失。长期过量摄入食盐，可导致高血压、动脉硬化、心肌梗死、肾病等疾病的发生。日常生活中应严格控制食盐的摄入量，每天不超过6克食盐即可。

食盐味咸，性寒。具有杀菌消炎、泻热凉血、利尿等功效。用于目赤肿痛、牙痛、消化不良、泻痢脱水、大便秘结等症。

索　　引

参考文献

[1] 中国高等植物图鉴编委会.中国高等植物图鉴.1-5 册.北京：科学出版社，1972.

[2] 李竹等.北京地区常见昆虫和其他无脊椎动物.北京：北京科学技术出版社，1984.

[3] 中药大辞典.上下册.上海：上海科学技术出版社，1986.

[4] 王鸿媛.北京鱼类和两栖、爬行动物志.北京：北京出版社，1989.

[5] 晓纪，仰之.日常食物药用.北京：中国食品出版社，1985.

[6] 吴舟.百鱼治百病.上海：上海中医药大学出版社，1999.

[7] 徐国钧等.中草药彩色图谱.福州：福建科学技术出版社，2013.

[8] 环境保护部自然生态保护司.中国自然环境入侵生物.北京：中国环境科学出版社，2012.

[9] 张义浩等.海洋生物藻类.杭州：浙江大学出版社，2002.

[10] S·彼得·丹斯.贝壳.北京：中国友谊出版公司，2007.

[11] 曲利明等.中国鸟类图鉴.福州：海峡出版发行集团海峡书局，2014.

[12] 张国斌等.本草纲目彩图药典.天津：天津科技翻译出版社，2007.

[13] 陈效一等.中国保护动物图谱.北京：中国环境科学出版社，2004.

[14] 孟庆轩等.食物养生 200 题.北京：金盾出版社，1989.

[15] 巫德华.大众菜谱.石家庄：河北科学技术出版社，1986.

[16] 北京民族饭店.山东菜集锦.北京：中国旅游出版社，1982.

[17] 蔡光焰.中华野味野菜谱.北京：中国农业科技出版社，1995.

[18] 郝爱真等.家庭药酒.北京：金盾出版社，1992.

[19] 刘桂荣.食物营养功效全解.南京：江苏科学技术出版社，2013.

[20] 高学敏等 . 中药学 . 北京：中国中医药出版社，2004.

[21] 车晋滇 . 560 种中草药野外识别彩色图鉴 . 北京：化学工业出版社，2016.

[22] 贺士元等 . 北京植物志 . 北京：北京出版社，1984.

[23] 中国营养学会 . 中国居民膳食指南 2016 科普版 . 北京：人民卫生出版社，2016.

[24] 吴治英等 . 新世纪家庭营养健康宝典 . 北京：人民卫生出版社，2007.

[25] 唐大寒等 . 舌尖上的健康 . 长沙：湖南科学技术出版社，2015.

[26] 李海英 . 食物是更好的药 . 天津：天津科学技术出版社，2016.

[27] 张耀辉等 . 营养健康新概念 . 北京：化学工业出版社，2016.

[28] 徐碧芳 . 食物营养养生治病速查全书 . 北京：中医古籍出版社，2015.

[29] 袁先玲等 . 营养与健康 . 北京：化学工业出版社，2016.

[30] 孙存普等 . 虾青素 . 红色奇迹席卷全球 . 北京：中国医药科技出版社，2016.

[31] 晓瞰 . 鱼肉蛋果蔬功效速查全典 . 哈尔滨：黑龙江科学技术出版社，2016.

[32] 魏倩等 . 食物寒凉温热属性功效速查全书 . 北京：金盾出版社，2015.

[33] 李朝霞等 . 中国食材辞典 . 太原：山西科学技术出版社，2012.

[34] 李林春 . 中国鱼类图鉴 . 太原：山西科学技术出版社，2015.

[35] 李时珍 . 本草纲目 . 倪泰一等译 . 重庆：重庆出版社，1994.

[36] 黄军德等 . 中国药用动物志 . 福州：福建科学技术出版社，2013.

[37] 王鼎 . 酱卤烧蜡味大全 . 北京：化学工业出版社，2017.

[38] 孙典荣等 . 南海鱼类检索 . 北京：海洋出版社，2013.

[39] 傅亮 . 中国南海西南中沙群岛珊瑚礁鱼类图谱 . 北京：中信出版社，2014.

[40] 黎跃成 . 中国药用动物原色图鉴 . 上海：上海科学技术出版社，2010.